名医支招 防治 糖尿病

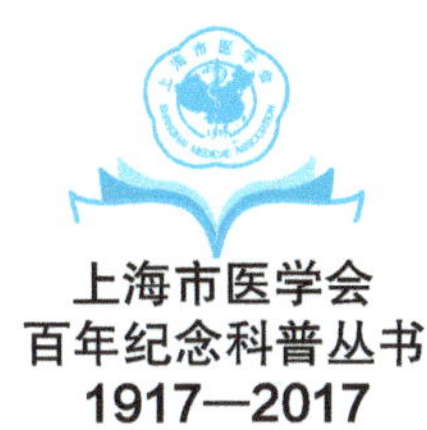

上海市医学会
百年纪念科普丛书
1917—2017

上海市医学会
上海市医学会糖尿病专科分会 组编

上海科学技术出版社

图书在版编目(CIP)数据

名医支招·防治糖尿病 / 上海市医学会，上海市医学会糖尿病专科分会组编. —上海：上海科学技术出版社，2017.12
（上海市医学会百年纪念科普丛书）
ISBN 978 - 7 - 5478 - 3773 - 3

Ⅰ.①名… Ⅱ.①上…②上… Ⅲ.①糖尿病—防治 Ⅳ.①R587.1

中国版本图书馆 CIP 数据核字(2017)第 270726 号

名医支招
防治糖尿病

上海市医学会
上海市医学会糖尿病专科分会　　组编

上海世纪出版（集团）有限公司
上海 科 学 技 术 出 版 社　出版、发行
（上海钦州南路 71 号　邮政编码 200235　www.sstp.cn）

字数：158 千　　　　印张 13
2017 年 12 月第 1 版　2017 年 12 月第 1 次印刷
ISBN 978 - 7 - 5478 - 3773 - 3/R·1494
定价：30.00 元

本书如有缺页、错装或坏损等严重质量问题，请向工厂联系调换

内容提要

本书旨在向广大糖尿病患者及其家属普及糖尿病科学防治相关知识，包括对糖尿病的认识、饮食管理、运动建议、药物治疗及血糖监测等，对最近兴起的新技术——手术治疗肥胖 2 型糖尿病也从理论与实践上做了介绍，为广大读者答疑解惑，以唤起糖尿病患者、糖尿病高危人群及普通民众对糖尿病危害的认识，提高自我防范意识，远离糖尿病。

"微辞典"部分，将与糖尿病有关的常用医学术语进行科普化解释，既提高了读者对糖尿病相关知识的认识水平，又方便了医生与患者的顺畅沟通。

本书由上海市医学会糖尿病专科分会的 112 位专家、教授和临床医生共同编写，书稿中对部分专家做了介绍，可方便广大糖尿病患者及其家属就近求医问诊。

上海市医学会百年纪念科普丛书
编委会

主　编： 徐建光

副主编： 马　强　　朱正纲　　孙晓明　　孙颖浩　　陈国强
　　　　　陈赛娟　　桂永浩　　葛均波　　颜世洁　　瞿介明

编　委： 丁　强　　于广军　　马　端　　王卫庆　　王学锋
　　　　　王敏杰　　王德辉　　方唯一　　邓小明　　田　红
　　　　　包玉倩　　吕中伟　　朱国行　　华克勤　　刘士远
　　　　　刘中民　　刘建民　　刘皋林　　江孙芳　　孙　锟
　　　　　孙建华　　孙晓溪　　李　铮　　李春波　　杨程德
　　　　　吴坚平　　何燕玲　　狄　文　　沈国芳　　张　晨
　　　　　张　琳　　张文宏　　张继明　　陆　舜　　陈文华
　　　　　陈尔真　　陈丽云　　邵贵强　　范存义　　范先群
　　　　　林晓曦　　金震东　　周行涛　　胡超苏　　侯立军
　　　　　俞卓伟　　施伟民　　姜建元　　姜格宁　　倪兆慧
　　　　　郭胤仕　　黄国英　　章　雄　　章振林　　傅志仁
　　　　　谢渭芬　　楼文晖　　管阳太　　谭　鸣　　熊源长

编委会办公室

主　任： 颜世洁

副主任： 田　红　　刘丙龙

成　员： 王忆雯　　宁　燕　　华　飞　　孙　瑜　　沙燕倩
　　　　　张　力　　陈燕昀　　徐　英　　楚　青　　魏　爽

（按姓氏笔画排序）

本书编委会

名誉主编： 贾伟平

主　　编： 包玉倩

副 主 编： 李小英

编　　委：（按姓氏笔画排序）

王煜非　卞　华　冯　波　刘　伟　苏　青　李益明
邹大进　周　健　洪　洁　高　鑫

工作秘书： 宁　燕

参　　编：（按姓氏笔画排序）

于浩泳　于雪梅　王　华　王　琛　王吉影　王丽华
王奇金　王育璠　王宣春　戈少红　石　群　叶　林
毕宇芳　朱近悦　伍佩英　仰礼真　刘　芳　刘　波
刘　琦　刘志文　刘连勇　刘晓霞　汤　玮　汤正义
孙　华　孙　皎　孙文广　孙亮亮　孙海燕　苏颋为
李　虹　李　栩　李　娟　李　慧　李晓华　杨架林
吴　坚　吴培红　邹俊杰　宋利格　张　烁　张冬梅
张玄娥　张春阳　张祥林　张寅飞　张朝云　陆　帅
陆　炎　陆　灏　陆志强　陈　婕　陈凤玲　陈向芳
陈培红　陈寒蓓　邵　侃　苗　青　林东平　林寰东
金　杰　周　勇　周　筠　周里钢　郑骄阳　宝　轶
赵　立　赵晓龙　胡耀敏　施晓红　间　倩　姜　蕾
姚莉莉　贺　铭　贾　芸　顾鸣宇　顾雪明　徐　凌
陶　枫　陶晓明　黄云鸿　龚　敏　盛春君　常薪霞
鹿　斌　隋春华　葛　军　葛　声　董　莹　蒋晓真
韩峻峰　程　雯　雷　涛　蔡危威　翟迎九　熊雪莲
颜红梅　霍翠兰

总　序

上海市医学会成立于 1917 年 4 月 2 日，迄今已有 100 年的悠久历史。成立之初以"中华医学会上海支会"命名，1932 年改称"中华医学会上海分会"，1991 年正式更名为"上海市医学会"并沿用至今。

百年风雨，世纪沧桑，从成立之初仅 13 人的医学社团组织，发展至今已拥有 288 家单位会员、22 000 余名个人会员，设有 92 个专科分会和 4 个工作委员会，成为社会信誉高、发展能力强、服务水平好、内部管理规范的现代科技社团，荣获上海市社团局"5A 级社会组织"、上海市科协"五星级学会"。

穿越百年历史长河，上海市医学会始终凝聚着全市广大医学科技工作者，充分发挥人才荟萃、智力密集、信息畅通、科技创新的优势，在每一个特定的历史时期，在每一次突发的公共卫生事件应急救援中，均很好地体现了学会的引领带动作用。近年来，在"凝聚、开放、服务、创新"精神的指引下，学会不忘初心，与时俱进，取得了骄人的成绩。

2016 年，习近平总书记在"全国卫生与健康大会"上发表重要讲话，指出"没有全民健康就没有全面小康"，强调把人民健康放在优先发展的战略地位。中共中央、国务院印发的《"健康中国 2030"规划纲要》明确了"共建共享、全民健康"是建设健康中国的战略主题，要求"普及健康生活、加强健康教育、提高全民健康素养"，要推进全民健康生活方式行动，要建立健全健康促进与教育体系，提高健康教育服务能力，普及健康科学知识等。上海市医学会秉承健康科普教育的优良传统，认真践行社会责任，组织动员广大医学专家积极投身医学科普创作与宣传教育。

近年来，学会重点推出了"健康方向盘"系列科普活动、"架起彩虹桥"系列医教帮扶活动和"上海市青年医学科普能力大赛"三项科普品牌。通过科普讲座、咨询义诊、广播影视媒体宣传以及推送科普文章或出版科普读物等多形式、多渠道,把最前沿的医学知识转化成普通百姓健康需求的科普知识,社会反响良好。配合学会百年华诞纪念活动,其间重点推出了百场科普巡讲活动和百位名医科普咨询活动。上海市医学会以其卓有成效的科普宣教工作受到社会各界好评,荣获上海市科委颁发的"上海科普教育创新奖-科普贡献奖(组织)二等奖"、中华医学会"优秀医学科普单位"和"全国青年医学科普能力大赛优秀组织奖",成为上海市科协"推进公民科学素质"百家示范单位之一。

为纪念上海市医学会成立 100 周年,同时将《"健康中国 2030"规划纲要》精神进一步落到实处,我们集中上海医学界的学术领袖和科普精英编著出版这套科普丛书,为大众提供系统的医学科普知识以及权威的疾病防治指南,为"共建共享、全民健康"的健康中国建设添砖加瓦。在这套丛书里,读者既可以"读经典"——呈现《再造"中国手"》等丰碑之作,重温医学大家叱咤医坛的光辉岁月,也可以"问名医"——每本书约有 100 名当代名医答疑解惑,解决现实中的医疗健康困扰。既可以通过《全科医生,你家的朋友》佳作,找到你的家庭医生,切实地感受国家医疗体制改革的努力给大众带来的健康保障;也可以领略《从"削足适履"到"量身定制"——医学 3D 打印技术》《手术治疗糖尿病的疗效如何》等医学前沿信息,感受现代医学科技进步带来的福音。

经典丰满的内容,来源于团结奋进、齐心协力的编写团队。这套丛书涉及上海市医学会所属的 50 余个专科分会,编委达 2 000 余名,参与编写者近 5 000人,堪称上海市医学会史上规模最大的一次集体科普创作。我相信,每一位参与科普丛书的编写者都将为在这场百年盛典中留下手迹,并将这些健康科普知识传播给社会大众而引以为荣。

在此,我谨代表上海市医学会,向所有积极参与学会科普丛书编著的专科分会编委会及学会工作人员,向关注并携手致力于医学科普事业发展的上海科学技术出版社表示衷心的感谢!

源梦百年、聚力同行,传承不朽、再铸辉煌。愿上海市医学会薪火不熄,祝万千家庭健康幸福!

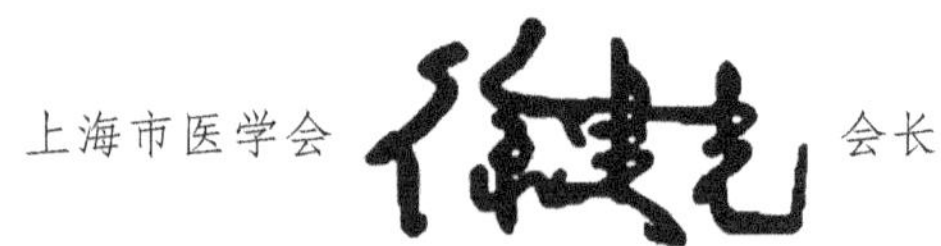

上海市医学会　　徐建光　会长

2017 年 5 月

前　言

　　糖尿病是一组以高血糖为特征的代谢性疾病。据 2010 年全国流行病学调查资料，我国糖尿病患者人数已经超过一亿，居世界之首。更值得警惕的是，糖尿病的慢性并发症对患者健康的危害遍及全身，导致高致残致死率及巨额医疗支出，严重影响患者的生活质量。

　　二十多年来，围绕糖尿病防治这一难题，国内外开展了多项大规模人群研究，结果证实糖尿病是可防可治的疾病，防治的重要环节是患者和/或高危者对于疾病的知晓、接受治疗的意愿以及血糖的控制水平。然而，《中国居民营养与慢性病状况报告(2015)》显示，我国糖尿病患者群的"三率"(知晓率、治疗率、控制率)较低，分别仅为 36.1％、33.4％和 30.6％，糖尿病防治科普工作刻不容缓。

　　2016 年 10 月，中共中央、国务院印发的《"健康中国 2030"规划纲要》提出，在全社会加强健康教育，提高全民健康素养，塑造自主自律的健康行为。糖尿病科普教育和传播工作是有效提高糖尿病患者群"三率"的有效途径和方法。因此，积极做好糖尿病科普教育和传播工作，可以惠及广大糖尿病患者及其家属，提高糖尿病管控效果、减缓病程进展、提高患者的生活质量。

　　本书旨在向广大糖尿病患者及其家属普及糖尿病科学防治的相关知识，涵盖的内容丰富，包括对糖尿病的认识、饮食管理、运动建议、药物治疗及血糖监测等，对最近兴起的新技术——手术治疗肥胖 2 型糖尿病也从理论与实践上做了介绍。"微辞典"部分，将与糖尿病有关的常用医学术语进行科普化解释，既可提高读者对糖尿病相关知识的认识水平，又方便医生与患者的顺畅沟通。

　　本书由上海市医学会糖尿病专科分会的 112 位专家、教授和临床医生共同编写，书稿中对部分专家做了介绍，可方便广大糖尿病患者及其家属就近求医问诊。

　　本书的出版发行，可以帮助读者掌握糖尿病防治常识，进而唤起糖尿病患者、糖尿病高危人群及普通民众对糖尿病危害的认识，提高自我防范意识，远离糖尿病。

　　愿本书能为广大读者期盼的延年益寿、幸福长久奉献绵薄之力。

上海交通大学附属第六人民医院内分泌代谢科主任、主任医师、教授

上海市医学会糖尿病专科分会主任委员

包玉倩

2017. 10

目　录

胰|岛|细|胞|功|能|和|胰|岛|素|抵|抗| …… 053

饮|食|与|营|养|治|疗| …… 062

教|育|与|管|理| …… 080

血|糖|监|测| …… 098

微|血|管|病|变 …… 116

神|经|病|变| …… 137

外|周|血|管|及|足|病| …… 148

CHAPTER THREE
微辞典

3

CHAPTER ONE

读经典

一、抗击糖尿病，保护我们的未来

糖尿病，一个空前巨大的危险正威胁着人类未来。当今世界已有糖尿病患者 2.46 亿，全球几乎每一个国家的糖尿病发病率都在上升。为减少它对人类的危害，世界卫生组织和国际糖尿病联盟于 1991 年共同发起，将每年 11 月 14 日作为"世界糖尿病日"。尽管目前糖尿病的治疗手段已取得许多进展，但治疗能带来的改变远远小于提前预防。2017 年"世界糖尿病日"的主题为"糖尿病预防与教育"，口号为"保护我们的未来，关注糖尿病"。

警惕，我国糖尿病高发

中国是糖尿病重灾区，现有 1 亿患者，患病总数居各国首位。根据最新全国糖尿病流行病学调查结果，中国 20 岁以上人群糖尿病患病率为 9.7％。值得注意的是，还有一支庞大的糖尿病"后备军"——糖尿病前期人群，这支队伍已达 1.48 亿。如不及早干预，那么不久的将来，他们很可能坠入糖尿病的深渊。

长期的高血糖，可以引起眼、肾、神经、心脏、血管等重要器官的损害，我们称之为糖尿病的慢性并发症，严重者可导致失明、肾衰竭、脑血管意外、心肌梗死、截肢等后果。一项来自我国 2 型糖尿病患者心血管疾病危险因素的全国性评估研究表明，全国 104 家不同级别医院的 2.5 万名 2 型糖尿病患者中，72％的人合并有高血压和/或血脂异常，他们发生心血管疾病的危险性增加了 6 倍。一项关于上海市糖尿病慢性并发症研究的调查显示，社区 60％的 2 型糖尿病患者至少存在一种糖尿病慢性并发症。糖尿病及其并发症已造成政府、家庭、个人沉重的经济负担。如果大家对糖尿病还没有足够认识，只是让大量的医疗资金投入到应对糖尿病的并发症中，而忽略了对全人群开展糖尿病预防与教育，这实在是得不偿失的下下策。

别怕，糖尿病可防可控

尽管糖尿病会对人类带来巨大危害，然而已有许多证据表明，80％的糖尿病及 60％的糖尿病慢性并发症是可以预防及控制的。以下具体说说糖尿病的防治工作。

（1）未得病先防病，重在干预教育：预防糖尿病就是要在疾病还未发生前就采取教育措施，以降低发病风险。比如，减少超重/肥胖、脂肪肝、高三酰甘油血症等，就可以有效降低糖尿病的发生。

我国的研究已显示，中国糖尿病高风险人群的特点第一就是肥胖，以腹型肥胖为多。1998 年，一项针对上海 5 000 名社区人群的调查显示，男性的体重指数［简称 BMI，单位：千克/（米）^{2}］平均值为 23.7，腰围是 82.3 厘米；女性 BMI 指数平均值为23.3，腰围为 76.9 厘米。而 2008 年一项针对同类社区同样年龄段的调查显示，男性的 BMI 已增至 24.2，女性无显著变化；男性腰围已达 84.9 厘米，女性则为 78.2 厘米；超重率由之前的 25.6％增长到 28％，肥胖率由 3.8％增加到4.3％，其中腹型肥胖（男性腰围≥90 厘米，女性≥85 厘米）率由 15.4％增长至 19.8％。中国人群的肥胖增长率中尤以腹型肥胖率增长为快，而腹型肥胖者发生糖尿病的风险可增加 3～4 倍。

第二是脂肪肝在成人各年龄段高发。一项上海社区的调查表明，20 岁以上人群中 1/4 的男性和 1/5 的女性患非酒精性脂肪肝。为什么"肚子大、肝脏肥"的人越来越多？这离不开好"吃"懒"做"的恶习。一部《舌尖上的中国》将中国大江南北的美味佳肴展现得淋漓尽致，这是"民以食为天"的真实写照，也激发了许多饕客追随。但如果缺乏"能量摄入过多，会损害健康"的常识，无疑健康损害将被作为嗜食美味的代价。

其实，只要稍微地"管住嘴"、合理地"迈开腿"，就能把握住健康的金钥匙。只要把运动当成吃饭、喝水、睡觉一样渗透到生活的每个细节，很多疾病都能预防。当然，运动要讲究可行性，最简单的方法莫过于每天走路 30 分钟。

教育在糖尿病的管理中起着举足轻重的作用。目前我们的教育多注重患者而忽略人群，只有推广以健康生活方式为主、全人群广覆盖的新模式，才能真正达到"未病先防病"的目标。

（2）早发现早治疗，重在阻断病程：糖尿病治疗既可以"便宜"，也可以"昂贵"，取决于干预的时间段。要想"便宜"就要做到"四早"（早发现、早诊断、早治疗、早达标），以预防、阻断或延缓糖尿病及其并发症。

目前，我国糖尿病并发症的筛查工作尚且薄弱，规模较大的市级中心医院糖尿病患者中仅有 54％接受过眼部视网膜筛查，36％接受过神经及四肢筛查，在社区接受筛查者则更少。许多患者因出现眼失明、肾衰竭、心梗、中风、足坏死等明显并发症而来到医院就诊时，病情往往已进入晚期，治疗效果差，且治疗费用较无并发症者增加 4～5 倍，即成为"昂贵"治疗。

如何让患者在第一时间得到"便宜"治疗？上海已有成功经验。在上海市糖尿病研究所专家的指导下，社区医生采用了简便的糖尿病并发症适宜技术开展社区筛查，在普陀、闸北、嘉定、奉贤、浦东等区累计筛查 11 229 人，筛查率达 49.5%，这改变了社区几乎不开展并发症筛查的历史。他们同时发现，社区糖尿病患者的并发症 80% 处于早期，通过控制血糖、血压、血脂可获得逆转可能，而较为严重者又能及时转到大医院专科诊治，这就实现了医改中社区糖尿病防治的目标，即"社区首诊、分级医疗、梯度转诊"的理想模式。

保护未来，义不容辞的责任

糖尿病是 21 世纪健康和发展的主要挑战之一，而中国更是重任在肩——在全世界 3.71 亿的糖尿病患者中，中国患者数占到了 1 亿。

我们已经说过，糖尿病及其并发症在很大程度上是可以预防的，但是，如果不引起广泛关注、不采取及时干预，糖尿病的发展形势将十分严峻。

要明白的是，抗击糖尿病不仅是医疗界的责任、政府的责任，更是全社会共同的责任。一方面，政府要支持促进科普知识的传播，加强公众对疾病的认知，另一方面，每个人要对防治糖尿病引起足够重视，提高健康意识与健康素养。抗击糖尿病，保护我们的未来，这是每一位中国人义不容辞的责任，也是中国对全球抗击糖尿病事业的郑重承诺。

（贾伟平）

○ 摘编自《文汇报》2013 年 11 月 14 日

—— 专家简介 ——

贾伟平

贾伟平，医学博士，主任医师、教授、博士生导师，"973"项目首席科学家。上海交通大学附属第六人民医院院长、上海市糖尿病临床医学中心主任、上海市糖尿病重点实验室主任和上海市糖尿病研究所所长。

兼任中华医学会糖尿病学分会主任委员、中华医学会内科学分会副主任委员。获国家、教育部、上海市等各级科技进步奖 20 项，其中担任第一完成人 10 项。获何梁何利奖、全国优秀科技工作者、上海市科技精英、亚洲糖尿病学会杰出研究奖等荣誉。

针对中国人群糖尿病及肥胖的特点，在遗传机制、流行病学、诊断与治疗、监测、管理模式及分子病因学等方面开展了系统性的研究工作。

二、肥胖是糖尿病大爆发的主要原因
——我们如何应对

当今中国，随着肥胖人数的急剧增加，糖尿病"井喷"样的爆发性流行已成为突出的公共卫生难题。数据是枯燥的，数据又是残酷的。下面这组数字我们不得不面对。

(1) 在世界卫生组织(WHO)和国际糖尿病联盟(IDF)公布的肥胖和糖尿病分布图上，中国双双获得第一：肥胖人数世界第一(体重超重人数达 2 亿，肥胖者超过 9 000 万)；糖尿病患病人数世界第一，中国 2013 年公布的成人糖尿病患病率为 11.6％，预计糖尿病患者数 1.1 亿人，是名副其实的肥胖、糖尿病大国。

(2) 更为可怕的数据是：中国 20 岁以上人群高危糖尿病"后备军"(糖尿病前期)的患病率为 50.1％，预计人数 1.5 亿，每年接近 7％的人转化为糖尿病。

(3) 2015 年全球总共有 500 万人直接死于这一疾病，相当于每 6 秒有一人死于糖尿病，在死亡疾病排行榜上位居第七位。

面对肥胖、糖尿病的大爆发，我们应该如何应对挑战？必须构建三道防线，严防死守，否则国家新增医疗投入的速度跟不上肥胖、糖尿病的医疗费用增长的速度，中国人的平均寿命将可能被肥胖、糖尿病拉低，这绝不是危言耸听。

第一道防线，未病先预防

(一) 预防肥胖、糖尿病，政府有责

(1) 广泛宣传、教育糖尿病的预防益处，做到人人知晓糖尿病及其危害、人人知晓糖尿病的防治方法。

(2) 建议对甜饮料征重税，在学校周边不允许出售甜碳酸饮料。

(3) 普查幼儿园、小学、中学、大学肥胖儿童与青少年超重肥胖的发病情况，督促家长与学校共同制定肥胖的防治措施，减少成年后糖尿病的发病率。

(4) 开放所有公园和体育场，铺设规范步行道，增加运动场地。

(5) 所有城市铺设规范的自行车标准道路，设立自行车停车场，使骑车出行成为最便捷的交通工具。

(6) 各地疾病控制中心负责筛查糖尿病高危人群(40 岁以上、超重肥胖、经常静坐，有高血压、血脂异常、心脑血管疾病的患者及有糖尿病家族史者）及糖尿病前期（血糖偏高者）。积极预防重点人群，要组织居委会组建预防糖尿病团队，制定饮食运动预防计划，实施预防监测。

（7）大力推广实施黑龙江省大庆市的糖尿病预防举措，并列入当地卫生行政主管部门和疾病预防控制中心的考核指标。

（8）各种食品应当标注所含能量，能量较高的食物还需标注"糖尿病患者及糖尿病高危人群不宜食用"的警示语。

（二）预防肥胖、糖尿病，人人有责

预防胜于治疗是真理！莫要等到生病时才懂得健康的宝贵。我们该如何预防才能不得糖尿病呢？

（1）日行一万步：每坐 1 小时要起来走几分钟。平时最好安步当车，出行少开车，多骑自行车。多消耗一些能量，就少得糖尿病。

（2）饮食多样化：保证每餐吃一种水果和蔬菜，每天变换花样，多吃各种粗粮及粗粮食品。

（3）学会"管住嘴"：早餐最重要，适当减晚餐，多吃全谷物，不喝甜饮料，平常多喝水，多吃豆制品，天天喝绿茶，补充纤维素。

（4）改掉坏习惯：如长期熬夜晚睡，常用塑料容器，久坐常看电视，经常不吃早餐，以上都是糖尿病患病因素。

（5）努力减"肥肉"：如果你已是一个超重肥胖者，千万别掉以轻心，肥胖是糖尿病最危险的促进因素。努力减肥是当务之急，脂肪减少 4.5 千克，并长期保持，即可大幅度降低糖尿病的患病风险。

（6）警惕"病"来临：40 岁以上人群，每年应筛查血糖，如有多食、多饮、多尿、体重下降、瘙痒症状、经常饥饿、手足麻木等，要及时检测血糖，警惕糖尿病来了！

第二道防线：有"病"要防变

要防止肥胖糖尿病演变为并发症，需要政府，医生和患者三方努力，使每一位糖尿病患者得到标准治疗，并使各项指标早期持久达标：体重指数＜24、糖化血红蛋白＜7.0％，血压≤130/80 毫米汞柱，低密度脂蛋白胆固醇＜1.8～2.6 毫摩/升等。

第三道防线：有"症"防恶化

已经得了肥胖、糖尿病并发症的高龄、长病程的患者，要防止并发症进一步恶化，此时控制血糖不宜过于严格，要强化血脂管理、合理降压及各种并发症的适当处理，使并发症稳定下来，不再恶化。

总之，战胜肥胖糖尿病需要做到 5 个"早"：早预防、早发现、早诊断、早治疗、早达标。只有政府、医务人员、患者三方齐心协力，遏制肥胖、糖尿病的大爆发，减少肥胖、糖尿病的死亡率，大幅减少肥胖、糖尿病的医疗费用的目标才能实现！

（邹大进）

—— 专家简介 ——

邹大进

邹大进，海军军医大学附属长海医院内分泌科教授、主任医师，博士生导师。

兼任中华医学会糖尿病学分会副主任委员，中国医师协会内分泌代谢科医师分会副会长兼肥胖与肠道激素专业委员会主任委员，上海市医学会糖尿病专科分会前任主任委员，上海市医师协会内分泌代谢科医师分会副主任委员。并担任《中华糖尿病杂志》副总编辑、《中华内分泌代谢杂志》编委、《上海医学》副主编。著有《实用肥胖病学》《甲亢》《你能战胜糖尿病》等专著。

三、提高公众对代谢综合征的认识

自 20 世纪 60 年代以来，人们开始注意到糖尿病、高血压、脂代谢紊乱以及肥胖这样一组异常状况常常同时出现于同一个患者，而且这种患者非常容易发生心血管疾病，将这组异常视为传统心血管疾病的危险因素。但当时不能解释这一现象的原因。直到 1987 年，里文（Reaven）医生将这一组异常的组合命名为 X 综合征，世界各国的医学家才开始进行大量的循证医学研究，并发现这组心血管危险因素具有共同的血胰岛素水平升高（高胰岛素血症）的特点，其重要原因是机体对胰岛素不敏感，即胰岛素抵抗。接着，世界卫生组织（WHO）在 1999 年将这一组与心血管疾病密切关联的危险因素正式命名为代谢综合征。

代谢综合征是一种疾病吗

严格地讲，代谢综合征是一组疾病或异常，而不是单一的疾病。这组疾病包括 2 型糖尿病、高血压、脂代谢紊乱和肥胖。除了这些疾病之外，还不断发现了其他组分，例如：吸烟、白蛋白尿、凝血-抗凝功能异常、多囊卵巢综合征、脂肪肝等。当所有这些异常在同一个人身上表现出三项或三项以上时，可以认为这个人可能患有代谢综合征。对代谢综合征来说，并不是只关注糖尿病、高血压或脂代谢紊乱，而是应关注这些因素对机体产生的综合影响，尤其是对心血管系统的不良影响。

代谢综合征一定会发生糖尿病吗

虽然 2 型糖尿病是代谢综合征的重要组成，但是代谢综合征也可以发生在没有糖尿病的人群中。代谢综合征的主要共同特点是胰岛素抵抗（机体对胰岛素的敏感性降低），也是 2 型糖尿病重要的发病机制之一。因此，尚未发生糖尿病病的代谢综合征的患者实际上就是糖尿病的易患人群、高危人群。然而，几个大型的临床研究结果表明，处在糖尿病前期的人群经过严格的生活方式干预可以有效地降低糖尿病前期向糖尿病的发展。因此，代谢综合征不一定发展成糖尿病，而且该阶段是有效防治糖尿病的重要阶段。

为什么患有代谢综合征的人容易发生冠心病和卒中

心血管疾病一般是指动脉粥样硬化性疾病，主要包括：冠心病、卒中、下肢动脉病变。正如前面所述，代谢综合征的每一项组成成分都是心血管疾病的独立危险因素。正常情况下，人体的血管是光滑的，在收缩和舒张功能、凝血和抗凝等功能正常情况下，才能使得血流通畅、血压正常。血管的正常功能是依靠血管内皮细胞来维持的。但是在高血糖、血脂紊乱、高血压、肥胖等因素的刺激下，通过启动过强的氧化应激反应，产生过量的自由基和炎症因子，使血管内皮功能受到损伤。血管内皮细胞是氧化应激和高血糖最重要损伤靶点，是动脉粥样硬化的始动因素，内皮细胞一旦损伤，大量的炎症因子和细胞、脂质成分在细胞壁沉积，渐渐形成粥样斑块，造成了动脉粥样硬化。因此，可以理解为一个人存在代谢综合征的组分越多，血管内皮细胞损伤的程度越大，就越容易发生心血管疾病。

如何识别代谢综合征

根据代谢综合征的特点，可以初步自我判断是否患有代谢综合征的可能性。如果有形体肥胖，尤其以腹部肥胖为主的人，应该及时测量血压、血脂、空腹和餐后血糖。当发现血压升高、血脂紊乱（高三酰甘油、高胆固醇等）、血糖升高，基本可以判断患有代谢综合征。如果首先发现患有高血压，应该及时测定血脂、血糖，评价肥胖程度。部分人群在一般健康检查时可以同时发现多种异常。有相当比例的人群可以伴有脂肪肝，又称为非酒精性脂肪性肝病（NAFLD），NAFLD具有明显的代谢综合征的特征，与肥胖、糖尿病、高血压和高三酰甘油血症密切伴随。虽然WHO和美国的代谢综合征定义中尚未包括NAFLD，但美国临床内分泌医生学会（AACE）已经将NAFLD作为代谢综合征定义的主要条件之一。另外，还应该注意到代谢综合征的其他成分的特点，例如多囊卵巢综合征（PCOS）。

如何对代谢综合征进行预防和治疗

一旦患有代谢综合征，就应该积极治疗。美国糖尿病预防研究和芬兰糖尿病预防研究中发现，生活方式干预可以有效减缓糖尿病前期向糖尿病的进展。生活方式干预包括：每周运动累计150分钟，减少食物中脂肪摄入量（小于总热量的30%），增加食物中纤维含量。试验结果，受试者的体重平均降低5%～7%。肥胖是代谢综合征最重要的成分，控制体重除了可有效地延缓糖尿病的发生，也可以获得血压的下降、血脂的改善等其他方面的益处。当生活方式干预未达到预期疗效时，可在专业医师指导下，合理地选用药物治疗。有些研究证明，改善胰岛素抵抗、降低葡萄糖吸收的药物，可以不同程度地改善代谢综合征。

（高　鑫）

—— 专家简介 ——

高　鑫

　　高鑫，复旦大学附属中山医院内分泌科教授、博士生导师，复旦大学代谢疾病研究所所长。中华医学会内分泌学分会常务委员、中国医师学会内分泌代谢科医师分会副会长、上海市医学会内分泌专科分会前任主任委员。长期从事内分泌代谢疾病临床工作，首次在国内开展非酒精性肝病肝脏脂肪定量的方法学研究。

四、精微流转施奇谋　一枕清梦玉环瘦
——手术治疗肥胖 2 型糖尿病

自 20 世纪 80 年代以来，我国经济快速崛起，物质供给日益丰富，人群中肥胖及 2 型糖尿病的比例大幅增加，成为威胁民众健康的重要公共卫生问题。据《中国居民营养与慢性病状况报告(2015)》，我国成人超重/肥胖患病率达到 40％，儿童为 15％。2016 年国际权威医学杂志《柳叶刀》报告，中国肥胖人口在 1975 年排在全球的 10 位之后，到 2014 年跃居全球首位，肥胖人数超 1 亿。肥胖不仅影响形体美观，重要的是给健康带来巨大隐患。肥胖人群不仅罹患糖尿病的风险较体重正常者增加 2～3 倍，而且冠心病、卒中、高血压、骨关节炎、痛风、睡眠呼吸暂停综合征、内分泌失调及部分肿瘤的风险也明显上升。肥胖可以加速衰老进程，使预期寿命平均缩短 8 年，是全球死亡的第五大风险因素。

长久以来，为了遏制肥胖及 2 型糖尿病，针对这两大疾病进行了大量的药物研发。但是，减重药物大多因为严重的不良反应而退市，仅剩的几种药物疗效也非常有限。另一方面，尽管糖尿病领域的新药层出不穷，但患者的血糖控制状况并未得到根本改善。2013 年"中国 2 型糖尿病患者心血管疾病危险因素——血糖、血压、血脂的全国性评估研究"(简称"3B 研究")提示，高达七成的 2 型糖尿病患者合并高血压和/或血脂异常，仅有 5.6％的患者是血糖、血脂、血压同时达标。

手术治疗糖尿病的起源

手术治疗肥胖症可以追溯到半个世纪之前，外科医生采取缩小胃的容量控制进食量、小肠改道阻止营养物质吸收的方法使肥胖患者减重。手术治疗糖尿病源自 1995 年国外学者的发现：外科医生在给病态肥胖症患者实施腹腔镜胃转流手术(RYGB)时，偶然发现那些合并 2 型糖尿病的患者在术后体重明显减轻的同时，血糖也迅速恢复正常，甚至有些患者可以长期摆脱降糖药。在减重和降低血糖的同时，还可以改善血压、血脂等多种代谢指标，因此又被称作"代谢手术"。

代谢手术的地位

由于减重手术的神奇疗效,2009 年美国糖尿病学会在 2 型糖尿病治疗指南中正式将代谢手术列为治疗肥胖伴 2 型糖尿病的措施之一。2011 年,国际糖尿病联盟正式承认代谢手术可以作为治疗肥胖伴有 2 型糖尿病的方法。同年,中华医学会糖尿病学分会和中华医学会外科学分会也就代谢手术治疗 2 型糖尿病达成共识。2016 年 5 月美国糖尿病学会官方杂志(*Diabetes Care*)发表了《代谢手术治疗 2 型糖尿病:国际糖尿病组织联合声明》,该声明由来自 16 个国家,包括内分泌科、外科、心脏科、营养科等 9 个学科的 48 名国际权威专家(其中有 2 位是中国学者)共同起草,美国糖尿病学会、国际糖尿病联盟、英国糖尿病学会、中华医学会糖尿病学分会及印度糖尿病学会共同参与,推荐将代谢手术纳入 2 型糖尿病临床治疗路径,并得到了数十个国际糖尿病组织的认可。由此,代谢手术在 2 型糖尿病治疗中的地位得到进一步确立。

手术的适宜人群

首先是肥胖人群,可以伴 2 型糖尿病,也可以不伴糖尿病,年龄 18～60 岁,一般情况好,手术风险小。2013 版《中国 2 型糖尿病防治指南》推荐体重指数(BMI)≥32、伴或不伴 2 型糖尿病的肥胖患者可采用手术治疗;体重指数 28～32 且有 2 型糖尿病,尤其存在其他心血管风险因素时可以谨慎选择手术治疗。手术效果与糖尿病病程的长短、自身的胰岛 β 细胞分泌功能等因素有直接关系。通常来讲,糖尿病总病程在 15 年以下、胰岛储备功能在正常下限的一半以上,即血清 C 肽水平≥正常低限值的 1/2、向心性肥胖的患者手术效果更佳。

代谢手术的机制

代谢手术治疗肥胖 2 型糖尿病的机制复杂,简而言之是通过手术缩小胃容量,重建肠道秩序,限制和减少营养物质的吸收。手术可以提高人体内的胰岛素作用效率,改善胰岛素分泌功能,调节肠道菌群和胆汁酸代谢。

腹腔镜手术因创伤小、周围组织损伤少、术后恢复快等优势,已经成为代谢手术的标准方法。目前国际、国内的多项研究已经证实了代谢手术的疗效要优于药物治疗,且效果更为持久,糖尿病大血管和微血管并发症的发生率也显著低于传统的内科治疗。

2011 年 2 月,上海交通大学附属第六人民医院(上海市第六人民医院)组建了以内分泌代谢科与普外科为核心的"代谢手术治疗协作团队",形成了分工明确、协作互补、并然有序的工作规范，取得了显著成效，被国际同行誉为"上海模式"。实施手术患者的最大体重指数超过 60，术后 2 型糖尿病的完全缓解率为 75％，达到国际先进水平。术后营养相关并发症明显低于国际报道。同时发现代谢手术对代谢综合征、睡眠呼吸暂停综合征、多囊卵巢综合征、肺功能、糖尿病肾病及血管病变等具有良好的改善作用。

代谢手术为肥胖 2 型糖尿病患者提供了一次改变生活方式的机遇，有可能使病情得到"根治"，并摆脱打针服药的困扰，提高生活质量，是糖尿病治疗史上的重大突破。

（包玉倩）

—— 专家简介 ——

包玉倩

包玉倩，上海交通大学附属第六人民医院内分泌代谢科主任医师、教授、博士生导师、上海市领军人才、优秀学科带头人，上海市医学会糖尿病专科分会主任委员。迄今获得国家、上海市科技进步奖等奖励 12 项。

擅长肥胖、糖尿病及代谢综合征等临床诊治。

五、你知道如何合理运动吗

运动是糖尿病治疗的"五驾马车"之一,运动能够改善血糖,加速脂肪分解,减轻体重,增强体力及免疫力,从而防止或延缓糖尿病并发症的发生。很多"糖友"也知道合理运动的重要性,但是对如何运动能达到效果比较疑惑,对运动可能带来的不良反应有所畏惧。

我们的运动建议

(1) 选对运动方式:包括有氧运动和抗阻力运动。"糖友"选择有氧运动时以中、低强度的节律性运动为好,如散步、慢跑、骑自行车、游泳,以及全身肌肉都参与活动的中等强度有氧运动,如太极拳等。还可适当选择球类活动,如乒乓球、羽毛球等。抗阻运动(也称力量练习),可借助哑铃、弹力带、杠铃等,克服自身阻力来完成。也有研究发现:有氧运动和抗阻力运动相结合,能获得良好的运动效果。"糖友"可以结合自身的年龄、身体条件、爱好、环境来选择适合您的运动项目。比如,有关节疾病的"糖友"不建议选择爬山这类的运动,而较胖的"糖友"不建议选择爬楼梯等对关节负重较大的运动。

(2) 选择合适的运动强度:普通"糖友"采用中等强度较为适宜,即相当于最大摄氧量的 $50\%\sim65\%$。如何判断您的运动强度是否合适呢? 中等强度运动指的是:运动心率达到最大心率(220 -年龄)的 $50\%\sim65\%$;这时候您的心跳和呼吸加快但不急促,微微出汗,稍感觉累。年纪较大的"糖友"采用过高强度的运动,可能会出现胸闷、胸痛、眩晕等感觉,容易诱发其他疾病;采用低强度运动,往往达不到良好的运动效果。

(3) 合适的运动频率:运动应该持之以恒,运动频度一般以每周 3~5 次为宜。如果每次的运动量较大,可间隔 1~2 天。如果每次运动量较小且患者身体允许,则每天坚持运动 1 次为最理想。每次运动时间不少于 30 分钟。相对来说,步行是最简单且易于坚持的项目。热身运动后,应以 120 步/分钟(健步走)的速度步行 30 分钟,即可达到中等强度运动效果。

(4) 控制运动时长:中国的糖尿病患者多为餐后血糖升高,故运动应在餐后 1 小时左右开始,此时既可避免低血糖,又能达到最佳的降糖和健身效果。不宜服药后立即运动，或者睡醒后立即运动；运动过程中要注意避免低血糖发生，运动中需要准备一些含糖食物。

（5）注重个体化：运动处方必须体现个体化原则，即根据糖尿病患者的病程、严重程度、并发症等糖尿病本身的特征，并综合考虑患者的年龄、个人条件、社会家庭状况、运动环境等多种因素制定的运动方案。运动训练计划还要遵循以下原则：由少到多，由轻到重，周期性，适度恢复。

（6）定期监测评估运动效果：包括运动时间记录；运动时心率/脉搏记录；运动后的血糖及血压监测、每周的体重测量、每月的腰围测量等，以评估运动疗效。

注意事项

（1）血糖：血糖明显升高，超过 14～16 毫摩/升，尤其是尿酮阳性的患者暂时不宜运动，应待血糖稳定、酮体消失后再运动；明显的低血糖症或者血糖波动大，发作时血糖低于 4 毫摩/升，暂时不宜运动，应待血糖稳定后再运动；如果运动前血糖为 4.4～5.5 毫摩/升，应进食适量碳水化合物后再运动。

（2）糖尿病有合并症和并发症情况时：①合并高血压，建议患者进行放松训练和有氧运动训练，如步行、慢跑等；运动强度应为低至中等，避免憋气动作或高强度的运动，防止血压过度增高。切记血压超过 180/120 毫米汞柱时，应待药物治疗血压稳定后再运动。②合并心脏病，患者锻炼时要采用低强度。注意运动前 2 小时内不饱餐或饮用兴奋性饮料；每次运动开始时应进行准备活动，结束时不应骤然而止；避免突然增加运动量；建议选择慢跑、太极拳、步行、骑车等有氧训练。③合并周围神经病变和足病，患者应避免剧烈运动，还应避免负重和足部的反复运动，如举重和长跑、快走等。运动前一定要注意仔细检查鞋子内有无坚硬异物，同时应该穿合适的鞋子，每天检查足部有无损伤。④合并肾病，患者运动应从低强度开始，以中、轻强度运动为主，避免憋气动作或高强度的运动，防止血压过度增高，注意监测血压，定期尿检，关注肾功能、电解质和酸碱平衡。⑤合并下肢动脉硬化闭塞症，可进行监督下的平板训练和下肢阻抗训练，能增加患者的最大运动时间和距离，提高患者的运动功能。

（3）必要装备：穿戴便于活动的运动服装、手表、计步器、饮用水以及擦汗用手帕或毛巾等，医疗装备包括急救卡、心率/血压检测仪、便携式血糖仪，以及糖块、急救用药等。

总之，运动是糖尿病治疗手段之一，但适合自己的才能给自身带来获益。因而，"糖友"在选择运动之前，请咨询专科医生，根据自身的血糖控制、体能、用药和并发症筛查状况，制定运动方案，以避免运动不当诱发冠状动脉疾病等急性事件或加重并发症的进展。

（李小英）

—— 专家简介 ——

李小英

李小英，主任医师，教授，博士生导师，复旦大学附属中山医院内分泌科主任，上海市优秀学科带头人。兼任中华医学会糖尿病学分会常务委员、上海市医学会糖尿病专科分会候任主任委员。

擅长内分泌疾病与性发育异常临床诊治。主攻方向为肥胖、糖尿病发病机制研究。

六、"糖友"饮食三"锦囊"

第一，糖尿病患者能饮酒吗

　　饮酒通常是人们的嗜好，有许多糖尿病患者生病前有饮酒的习惯，患糖尿病以后如不改变这一习惯，对病情的控制及并发症的预防可造成不利的影响。酒类(如啤酒、葡萄糖、黄酒等)多含碳水化合物(如 200 毫升啤酒约含碳水化合物 6 克)，饮酒又往往干扰饮食治疗，影响饮食方案的实施，并可加重高三酰甘油血症，引起脂肪肝，故应尽量少饮。白酒除产生能量外不含其他营养素，所产生的能量大多经体表散热，难以在体内转化储存，几乎不能被机体利用。因此，在计算摄入总热能时，白酒产生的热能不能与三大营养素产生的热量等同交换。而且饮白酒有损于肝脏，对合并肝病者更不能随意饮用。少数服用某些磺酰脲类降糖药(如氯磺丙脲、甲苯磺丁脲等)的患者饮酒后易出现心悸、气短、面颊潮红等。此外，长期饮酒者可引起血脂升高，并可加重糖尿病慢性并发症，空腹饮酒还易引起低血糖，特别是注射胰岛素或服较大剂量口服降糖药者。总之，为了有利于糖尿病的治疗，患者最好少饮酒、不饮酒。如逢年过节，适当饮酒助兴也在情理之中，但应避免空腹饮酒，并应选择酒精度低的酒类，如啤酒、白葡萄酒等。饮用时要计算其所含碳水化合物的热量，减少主食摄入量。

第二，糖尿病患者能吃水果吗

　　新鲜水果含有丰富的维生素、矿物质和水溶性纤维素等，具有鲜艳的色彩和芬芳的香味，是非常受人喜爱的食品，也是医师应该向糖尿病患者推荐的食品。也就是说，糖尿病患者可以享受吃水果的乐趣。但并不是所有患者都能吃水果，必须要具备的基本条件是血糖已得到基本控制(一般空腹血糖在 7.0 毫摩/升以下，餐后 2 小时血糖在 10.0 毫摩/升以下)。由于水果中含有较多的果糖和葡萄糖，因此不宜多吃，一般放在两餐之间或餐前 1 小时吃较为合适。水果的品种不同，含糖量也不同。如西瓜、草莓、枇杷等的含糖量较低，香蕉、柿子的含糖量较高，糖尿病患者应多选择含糖量较低的水果，少食含糖量高的水果。对于因严重感染或其他原因而无食欲的患者，可适当选择水果来代替部分主食。干果(如葡萄干、杏干、柿干、荔枝干等)、果汁和水果罐头含糖量很高,不同于新鲜水果,糖尿病患者不宜选择。此外,水果亦有"热性"和"凉性"之分,在夏令季节,则宜选择凉性的水果,如西瓜、生梨等,达到清热解暑的目的。

第三,糖尿病患者能吃哪些甜味剂

无热量值的甜味替代品是不会使血糖增高的。目前市场上糖尿病患者可选择的甜味剂很多,可分为营养性的和非营养性的两类。

营养性甜味剂包括果糖、麦芽糖、三元醇(山梨醇、甘露醇、木糖醇)等。果糖、麦芽糖、葡萄糖一样在体内氧化后可产生能量,有人认为,果糖是糖尿病患者可选用的甜味品,因为它比蔗糖更甜,因此要获得相同的甜味,果糖提供的热量较少,而且食后对正常人或控制较好的糖尿病患者血糖升高的速度和水平低于葡萄糖或蔗糖(葡萄糖的吸收率为 100,果糖则为 43),并认为胰岛素对果糖代谢不重要。但是,果糖进入人体以后,肝脏很容易将果糖转化为葡萄糖,从热量角度来看这些甜味剂并不比蔗糖好。糖醇所产生的血糖反应低,而且其吸收率很低(约为葡萄糖的 15%),但吃多了易引起腹泻、腹胀,故用量应予限制,每日不超过 50 克,对于儿童患者尤应注意。

非营养性甜味剂包括糖精、甜叶菊、阿斯巴甜(天冬酰苯丙酸甲酯、纽特健康糖)等。糖精为合成甜味剂,它的可用性曾受到过限制,其原因之一是糖精食后有苦味,更重要的是人们曾怀疑它有致膀胱癌的作用(用大剂量糖精做动物实验可致膀胱癌)。但深入研究结果认为,在人类糖精的致癌作用无证据。因此,可继续作为食品的添加剂,只是不宜过多使用,在妊娠期不用为宜。阿斯巴甜属于氨基酸衍生物甜味剂,它在胃肠道中被酶代谢成天冬氨酸、苯丙氨酸及甲醇,通常称它为"蛋白糖";由于它甜度高,使用的量很小,因此其热能可忽略不计,是一种新型的甜味剂。甜叶菊是一种非糖天然甜味剂,由于它是从植物中提取的天然成分,比较安全,是颇有应用价值的非糖天然甜味剂。

(李益明)

— 专家简介 —

李益明

李益明,主任医师、教授,博士生导师,复旦大学附属华山医院内分泌科主任,上海市医学会糖尿病专科分会神经病变学组组长。

临床擅长神经内分泌疾病、糖尿病慢性并发症、肥胖等疾病的诊治。

七、"糖胖病"患者控"三高"，远离心血管疾病

对大家来说，"糖胖病"也许是个比较新的名词，它的英文名称"diabesity"，顾名思义，它是由糖尿病（diabetes）和肥胖（obesity）所组成。先从一个病例说起。

女性，35 岁，未婚，自小体形肥胖，她来医院就诊时给我的印象除了体形肥胖外，还寡言少语、态度消极。经过详细检查，最后的诊断是肥胖症、糖尿病、高血压、高脂血症。鉴于她伴有心血管疾病的多个高危因素，对她进行了颈动脉超声及心脏超声检查，结果显示：颈动脉内膜毛糙并伴有斑块形成，左心室舒张期顺应性下降。这意味着她患有"糖胖病"，并伴高血压、高血脂及心血管并发症。经过一年多的治疗，这位患者的体重下降了 16 千克，腹围减少了 13.2 厘米（4 寸），血糖、血压和血脂控制在正常范围，颈动脉斑块未见进展。

基于成人常见代谢病与心血管疾病之间关系密切，早在 1991 年美国著名心脏病学专家曹文凯（Victor Dzau）和布朗沃尔德（Braunwald）提出了"心血管事件链"的学说，即高血压、高血脂、高血糖等心血管病的高危因素导致粥样硬化斑块形成，进而出现心肌缺血，直至进展为心肌梗死、心律失常，最终发展为心衰甚至死亡的连续病变过程。在肥胖人群中，"心血管事件链"中的始动因素往往聚集在一起，肥胖作为连接心血管疾病的其中一个重要始动因素也被逐渐认同。于是，有专家将其冠以"死亡四重奏"这一名称，即"肥胖、高血压、高血脂、高血糖"，以上便是一个典型的病例。

2014 年一篇公开发表的论著中指出，肥胖人群中同时伴有高血压、血脂异常和糖尿病 3 种危险因素的比例是正常体重人群的 4.5 倍，重度腹型肥胖是正

常体重人群的 5.1 倍。在超重及肥胖人群中，体质指数(BMI)每升高 5，心血管病相关的死亡率升高 40％。

在糖尿病患者群中，约 70％患者最终死于心血管并发症。糖尿病患者发生心血管疾病的风险增加 2～4 倍，且病变更严重、更广泛、预后更差、发病年龄更早。国内外多个著名的研究均证实，控制体重与血糖、强化降压和调脂药物治疗，能有效降低 2 型糖尿病患者的心血管并发症与死亡风险，从源头上遏制心血管事件。因此，加强对"糖胖病"患者的教育及早期进行干预治疗，对降低"糖胖病"心血管事件的发生具有重要意义。

（刘　伟）

—— 专家简介 ——

刘　伟

刘伟，上海交通大学医学院附属仁济医院内分泌科主任、主任医师、教授、博士生导师；兼任上海市医学会内分泌专科分会副主任委员、糖尿病教育与管理学组组长。

临床擅长糖尿病、多囊卵巢综合征、肥胖等代谢病及甲状腺疾病等的个体化治疗。

八、高血糖：冠心病恶化的"幕后黑手"

高血糖与心血管疾病之间可能存在共同的发病基础，2型糖尿病患者发生心肌梗死的概率与冠心病患者再发心肌梗死的概率相同。

展先生今年45岁，曾是一家世界知名跨国公司上海分部的总经理，但两年前那场突如其来的大病，不仅让他成了一个"药罐子"，还彻底断送了曾经属于他的美好前程。当时，作为一名高层管理人员的他，不仅工作忙，应酬也很多。由于长期缺乏锻炼，加上隔三岔五的山珍海味，曾是大学足球队队长的他，变成了跑几步就气喘吁吁的"胖子"。一天，他在工作时突然感到胸口剧痛，被同事送去医院急救，确诊为心肌梗死，并在第一时间接受了冠状动脉介入治疗。他不明白为什么自己这么年轻，却得了老年人的病。医生告诉他，长期高脂肪、高蛋白质饮食加上久坐不动的生活方式，已经让他患上了高脂血症、高血压和动脉硬化。出院以后，展先生的身体恢复得不错，不仅坚持服药，定期复查，饮食节制了很多，体育锻炼也加强了，生活质量与健康人无异。

正当展先生为自己的奇迹康复感到庆幸时，医生却告诉他一个天大的坏消息，冠状动脉造影结果不妙！三支冠状血管中，两支狭窄超过70％，一支狭窄接近99％；有些地方狭窄虽不严重，但"绵延不尽"；去年新装支架的部位，再次出现了狭窄！

多支病变，重度狭窄，弥漫病变，支架内再狭窄！展先生被无情的事实彻底击垮，不禁潸然泪下。他不明白，为什么一年来的努力全都白费了！他饮食上严格遵照医生的要求，生活中积极体育锻炼，吃药更是成了每天必做的正事，为什么还是没能阻止病情的恶化？

为了寻找原因，心内科医生为展先生做了全面检查，甚至连他父母的情况也问得一清二楚。结果发现,除空腹血糖处于正常高限(6.1毫摩/升)外,其他各项指标均正常。糖尿病? 一种不好的预感已在心内科医生头脑里浮现。不出所料,展先生的餐后2小时血糖为11.2毫摩/升,偏高! 很快,展先生被转至内分泌科,做了糖耐量试验,空腹血糖为5.9毫摩/升,餐后2小时血糖为11.8毫摩/升,确诊为2型糖尿病。糖尿病就是造成展先生病情恶化的"罪魁祸首"!

专家提醒

冠心病患者应常规检查糖耐量。一项在北京、上海、南京、杭州、广州、天津、武汉等全国7个城市52家医院开展的中国心脏病调查研究结果显示:冠心病住院患者中,糖尿病患病率为52.9%,糖耐量异常(即糖尿病前期)患病率为24.0%,约75%的冠心病患者存在糖代谢异常。仅检测空腹血糖,38%的糖尿病患者会被漏诊,而糖尿病前期患者,则几乎全部被漏诊! 由此可见,冠心病患者应常规查糖耐量试验,以便尽早发现糖耐量异常,尽早干预。

高血糖使冠心病雪上加霜。心血管疾病是糖尿病患者重要的并发症和合并症。越来越多的研究证明,高血糖与心血管疾病之间可能存在共同的发病基础,2型糖尿病患者发生心肌梗死的概率与冠心病患者再发心肌梗死的概率相同!同时,冠心病也是糖尿病患者的主要死亡原因。如果冠心病患者同时合并有糖尿病,则其发生心血管疾病的危险更大,死亡率更高!

最近一系列大规模流行病学研究显示,糖尿病前期(如糖耐量异常)亦会使心血管疾病的危险性显著上升;冠心病患者若血糖持续升高,得不到控制,会使本已病变的冠状动脉硬化更加严重。与没有糖尿病的冠心病患者相比,糖尿病合并冠心病患者的冠状动脉硬化范围更广,狭窄程度更高,更容易导致心肌梗死。

而且,很多糖尿病患者发生心肌缺血或梗死时,往往没有胸痛等不适症状,容易被忽视,最终导致大面积心肌梗死。

(洪　洁)

○ 摘编自《大众医学》2009年第5期

—— 专家简介 ——

洪　洁

　　洪洁，医学博士，主任医师，教授，博士生导师，上海交通大学医学院附属瑞金医院内分泌代谢病科行政副主任，中华医学会糖尿病学分会委员，上海市医学会糖尿病专科分会副主任委员。

　　临床擅长肥胖和糖尿病的病因诊断和治疗。

九、"糖友"护肾三"锦囊"

糖尿病患者("糖友")如何保护肾脏，颇为棘手。其实，糖尿病肾病可防可治不可怕。为了兼顾降糖护肾，患者要把握三个"锦囊"。

第一，多关注自己的肾脏健康

按照要求及时、规范地做肾脏方面的检查，以期早发现、早治疗糖尿病肾病。对于有糖尿病肾病家族史、血糖控制不佳、伴有糖尿病视网膜病变或高血压的患者，定期开展肾脏方面的检查尤为重要。在诸多的肾脏检查中，最基本也是最简便的就是尿常规，它不仅能反映是否有蛋白尿，还可提供尿中细胞、尿糖等方面的信息，这对于了解"糖友"是否有糖尿病肾病及是否存在非糖尿病肾病的肾脏疾病是非常有用的。糖尿病患者在初诊时就应检查尿常规，若正常以后每年检查一次，如果不正常按照医嘱定期复查。遗憾的是，有些人患有糖尿病多年，却从来没有查过尿常规，直到出现浮肿等症状时才来检查，贻误了最佳诊治时机，是非常可惜的。当然，尿常规检查也有一定的局限性，对于蛋白尿很轻微的患者可能检查不出来，即出现所谓"假阴性"的结果。有一种叫"尿白蛋白排泄率"的检查可以很好地弥补尿常规的这一局限性，对于检出早期的糖尿病肾病非常有帮助，被很多专家视为早期糖尿病肾病的"标志物"。该检查既不贵，也不复杂，还没有任何痛苦，是"糖友"非常好的选择。当然，血肌酐、尿素氮等检查也很有价值，可根据不同情况予以选择。

第二，控制好血糖

糖尿病肾病属于糖尿病微血管并发症，与高血糖密切相关，血糖的良好控制可有效减少糖尿病肾病的发病风险。依照中华医学会糖尿病学分会制订的《中国 2 型糖尿病防治指南(2013)》，糖尿病患者空腹血糖需控制为 4.4～7.0 毫摩/升，餐后血糖不超过 10.0 毫摩/升，糖化血红蛋白不超过 7.0%。不同患者的控制目标不完全一样：年轻、糖尿病病程比较短、低血糖风险比较小、身体素质比较好的人可以控制得更严格一些；反过来，年长、病程比较长、低血糖风险比较大、身体状况比较差的人可以适度放宽血糖控制目标。

第三，饮食起居综合管理

血糖不是影响糖尿病肾病的唯一因素，血压、血脂等也与糖尿病肾病有关，"糖友"在关注血糖的同时也不能忽视这些方面。此外，饮食控制也是非常重要的。一旦发现有糖尿病肾病，即使是早期，也应采取糖尿病肾病饮食。特别强调要控制膳食蛋白，总的原则是"质高量低"。也就是说，进食的蛋白质的量不能多（每日 0.6～0.8 克/千克体重），品质要高，即选用高生物效价的优质蛋白质如奶制品、鸡蛋等。如果伴有高胆固醇血症，吃蛋类时最好去除蛋黄，以免增加胆固醇的摄入。有不少已有肾损害的"糖友"还在服用进口的"蛋白粉"，这些"蛋白粉"往往用大豆蛋白加工而成，对有肾损害的"糖友"弊大于利。糖尿病肾病往往合并有高血压，这些"糖友"一定要控制食盐和"隐形盐"如味精的用量，吃东西不能太咸。

（苏　青）

○ 摘编自《新民晚报》2015 年 3 月 16 日

—— 专家简介 ——

苏　青

苏青，医学博士，主任医师，博士生导师，上海交通大学医学院附属新华医院内分泌科主任，中华医学会内分泌学分会委员兼副秘书长，上海市医学会糖尿病专科分会副主任委员。

主要从事糖、脂代谢疾病及甲状腺疾病的防治工作。

十、选择正确的血糖监测工具

血糖监测在糖尿病管理中占有非常重要的地位。目前大部分的,包括院内监测在内的糖尿病血糖监测主要依赖血糖仪来完成,因其操作简便、快捷、准确,深受广大患者及医护人员的青睐。然而在日常应用方面存在着不少问题,对于如何选用正确而适用的血糖仪,血糖仪的测量机制究竟如何,大多数人可能都还不知晓。

把血糖仪称为"血糖监测系统"可能更为贴切,它是一个完整的采血、检测、分析等过程的综合反映,仪器只是一个光信号或电信号的检测器,主要技术含量都在一张张小小的"塑料片"内部,而试纸的核心就是生物酶,不同的酶和辅酶有不同的特性,检测的准确性、精确性和抗干扰能力都各不相同。现在血糖试纸常用酶主要为葡萄糖氧化酶和葡萄糖脱氢酶两种,各有特点。

对于葡萄糖氧化酶来说,由于其对测试血样的高度专一性,因此在同样条件下其测试结果可以满足足够的精准性。而葡萄糖脱氢酶,特别是那些使用吡咯喹啉醌(PQQ)作为辅酶的产品,当被测试患者接受其他糖类物质治疗时,如麦芽糖、口服木糖和半乳糖或是代谢产物为这些物质时,会发生反应,从而干扰血糖测试结果。具体表现为测试结果将显著偏高,即"假性升高"的血糖值。这时医护人员根据这个"假性升高"的血糖值给予患者治疗时,会发生严重的低血糖等不良事件,甚至导致患者的死亡。根据美国食品药品监督管理局(FDA)截止到 2009 年 8 月的统计,已经有 16 例这种原因而导致的死亡案例。因此,FDA 建议临床应避免使用葡萄糖脱氢酶-吡咯喹啉醌(PQQ)技术的血糖监测产品,如果临床上有使用,也要密切关注患者的治疗情况。关于氧化酶还有一个误区,就是认为只要是吸氧的患者(呼吸机、高压氧舱等)或是某些呼吸困难的患者都不能使用,其实不然。首先,呼吸机或是高压氧舱中的患者首先解决的是结合氧,即与血红蛋白相结合的氧,只有这种氧才能被人体所利用;其次,血糖测试技术中需要的氧则来自血样中的游离氧或是周围环境中的氧。目前已经有多种临床研究表明,虽然葡萄糖氧化酶技术在反应过程中需要氧,但是由于其来源途径多样,且与试纸的结构有关,因此一般的进行呼吸机或是高压氧舱治疗的患者不会受到血样中氧分压的限制,而其他患者就更不会有这个问题了。

关于试纸的开瓶日期问题，这主要是由于试纸中的酶都是一种蛋白质，因此长期暴露在空气中会受到水分、氧气以及其他物质的作用，而使得其变性而无法完成血糖测试工作。举个通俗的例子，就如同买回来一瓶水果罐头，其标签标注了有效期，但是为了确保其品质，通常会在标签上注明开瓶后的保质期，这么做的目的只有一个，就是确保产品的质量，以免开瓶后长时间的存放引起罐头内水果变质。

仪器从检测方法上可分为生物电和光电比色两种，生物电方法不受环境强光影响，无须经常清洁，采血样本一般在机外，避免交叉感染的可能，但通电后易受血中一些代谢性酸化还原物质和残留药物的干扰。采用光电比色法的仪器因易受血样污染，需经常进行清洁保养，但不会受到血样中内源性代谢产物和外源性药物浓度的影响。

目前市面上还有测试结果显示为全血的血糖仪，这与血浆校正的血糖仪在外观上无法识别，但是可以参考其相关的使用说明书或是其他资料。但是有一点非常重要，那就是如果测量结果是全血的血糖仪，它的结果实际上比真实的血糖值偏低(差 12％左右)。有时候与生化仪相比，由于抽取的静脉血样在送往实验室检测过程中的糖酵解作用，测试结果显示为全血的血糖仪可能更接近生化仪，但这并不意味着它更准确。

血糖仪检测血糖的机制不尽相同，检测方法也不同，只有了解仪器工作的机制后，在选用时才可以最大限度避免临床药物、患者体内成分、环境等因素的干扰，使得血糖检测的数据更加精准。

在日常血糖测试中常常会发现很多结果与静脉血糖有偏差，原因如下。

(1) 血糖仪检测的样本是全血，而静脉血糖通常是用血清或血浆。

(2) 血糖仪采血是末梢毛细血管，它是动静脉混合血。

(3) 有些仪器已经将血糖值校准成静脉血浆葡萄糖数值，而有些没有。

(4) 血细胞比容：一般血细胞比容越高，血糖值会越低。

(5) 抗干扰能力：包括氧含量、其他糖类物质、药物和血中代谢性产物等影响。

(6) 使用者操作问题(通常是大部分错误结果的来源)。

目前绝大部分医院和病友们自己使用的血糖仪都通过了 FDA 和国家食品药品监督管理总局(CFDA)认证，国际上认证血糖仪有一个统一的标准：ISO 15197(2003)。这个标准要求血糖仪检测的数值与静脉血糖数值有很好的相关性，同时当血糖浓度<4.2 毫摩/升时，正负误差不超过 0.83 毫摩/升；当血糖浓度≥4.2 毫摩/升时，正负误差不超过 20％(2013 年 ISO 15197 标准更新为：

当血糖浓度<5.6毫摩/升时,血糖仪检测的数值与静脉血糖数值正负误差不超过0.83毫摩/升;当血糖浓度≥5.6毫摩/升时,正负误差不超过15％)。

(王煜非)

○ 摘编自《糖尿病之友》2010 年第 7 期

—— 专家简介 ——

王煜非

王煜非,上海交通大学附属第六人民医院、上海市糖尿病研究所主任技师。擅长各类糖尿病相关实验室诊断检测技术。

主攻方向:糖尿病血糖监测与评估。

十一、糖尿病诊治中的误区辨析

糖尿病为常见内分泌代谢性疾病，是继心血管疾病、肿瘤之后的第三大严重威胁人类健康的非传染性疾病。在过去的几十年中，随着生活方式改变及肥胖人群数量不断增加，糖尿病在全球范围内的发病率呈"井喷式"增长。其中，中国成人 2 型糖尿病的患病率更是高达 9.7％，位居世界第一位。目前我国的糖尿病防治科普教育现状较落后，有许多患者在得了糖尿病许多年之后，仍然不知怎样检查、怎样正确处理自己的糖尿病。另外，目前社会上仍经常可以见到各种欺骗性宣传，常常使糖尿病患者的治疗误入歧途。下面就几个最常见而且危害最大的错误认识做简单阐述。

误区一：糖尿病可以根治

很多新诊断的糖尿病患者，都会问一个问题："医生，我什么时候可以停药？血糖正常了还要吃药吗？"这个问题的答案恐怕要让大家失望。人体内唯一的降糖激素就是胰岛素。糖尿病的发病机制主要是人体内产生胰岛素的胰岛 β 细胞功能减退，导致胰岛素分泌的绝对不足，或者外周组织对胰岛素的作用产生了抵抗，导致胰岛素作用的相对不足。以目前的医学发展水平，还不能彻底解决这个问题，只能通过各种降糖药物，来维持人体血糖在合理范围之内。因此，可以很肯定地说，糖尿病是不可根治的，一旦被诊断为糖尿病，药物就要终身服用。所有鼓吹能够彻底治愈糖尿病的宣传，都是骗子所为，就是利用人们想要根治糖尿病的侥幸心理达到行骗的目的，大家要提高警惕。

误区二：空腹血糖很重要，餐后血糖不用测

一些糖尿病患者在监测血糖时，往往会选择空腹血糖作为监测时间点，但是对于餐后血糖却漠不关心，这也是不可取的。空腹血糖只能代表夜间至次日早餐前一段时间的血糖控制情况。多年来的糖尿病防治经验告诉我们，尽管空腹血糖控制良好，如果餐后血糖长期不能处于正常范围，则糖尿病的各种并发症（如心脏病、肾脏病、视网膜、神经病变）等还是难以幸免。餐后高血糖在 2 型糖尿病的发生、发展过程中处于非常重要地位。而且餐后高血糖往往是糖尿病最

早出现的异常,糖尿病初期往往空腹血糖还为正常,或仅略高一些,但餐后出现较明显高血糖。因此,在糖尿病的诊断和治疗过程中,餐后血糖也是一个非常重要的检测指标。

误区三：胰岛素有依赖性,用了胰岛素停不下来,自己的胰岛功能会丧失

很多糖尿病患者都对应用胰岛素心存恐惧,把它想象成是洪水猛兽,这也是不科学的。胰岛素,追根究底也是一种降糖药物,它的特殊性在于只能通过皮下注射给药,不能够口服,对于一部分患者来说,确实对生活造成了一些不便。但对于大多数患者所担心的依赖性问题,是完全不存在的。

胰岛素治疗有一定的适应证：包括口服药血糖控制不佳、出现急性或者严重的慢性并发症、伴发感染、准备手术或者有创伤、有严重的消耗性疾病、严重肝肾功能不全、合并妊娠等,如果有上述情况的糖尿病患者,医生就会建议你应用胰岛素治疗了。当然,随着医学不断发展,现在胰岛素的应用指征也在不断扩大,在新诊断糖尿病患者中,如果空腹血糖＞13.8毫摩/升,就可以应用胰岛素强化治疗一段时间,使得高糖对 β 细胞的毒性快速解除,并能够让自身胰岛 β 细胞得到休息,有助于胰岛功能恢复。在停用胰岛素后,患者反而能够应用更少的药物达到更好的效果,且长期来看也可以延缓胰岛功能的衰竭。因此,是否用胰岛素要根据自身病情和医生建议,无须对胰岛素过于担忧。

糖尿病诊治中的误区还很多,这只是其中的几个常见问题。如何能够避免进入误区走弯路导致病情不能得到最好的控制,关键还要靠医生平时多重视患者教育,患者平时多看书学习、了解糖尿病相关知识,医患共同协作,才能走出误区,正确对待糖尿病。

（冯　波）

—— 专家简介 ——

冯　波

冯波,医学博士、主任医师、教授、博士生导师,同济大学附属东方医院内分泌科主任。兼任上海市医学会糖尿病专科分会副主任委员、上海市医师协会内分泌代谢科医师分会副会长、上海市糖尿病康复协会副主任委员,《中华糖尿病杂志》《中国动脉硬化杂志》《中华内分泌代谢杂志》编委。

主要从事糖尿病及其慢性并发症的基础和临床研究。2002 年获得上海市浦东新区"十大杰出青年"称号。

CHAPTER TWO

问名医

代 谢 综 合 征

1. 代谢综合征的危害有哪些

代谢综合征是一种涉及多种代谢异常，并且与心血管疾病紧密联系的疾病状态。代谢综合征集一系列心血管危险因素于一体，包括：糖耐量减低或2型糖尿病、高胰岛素血症或胰岛素抵抗、脂质代谢异常、高血压病、高尿酸血症、脂肪肝、微量白蛋白尿、骨质疏松以及向心性肥胖、内皮细胞功能障碍等。其中，以向心性肥胖、脂质代谢异常、高血压、糖耐量减低或2型糖尿病更为突出。

代谢综合征所包含的每一个组成因子都是独立的心血管疾病危险因素，而一旦这些危险因素聚集在一起，其致病作用就会更加突出。代谢综合征患者可表现为早发的动脉粥样硬化，并因动脉粥样硬化发生的部位不同可以出现心肌梗死、脑血管疾病、下肢动脉闭塞症、眼底病变等不同的致死性、致残性疾病。此外，患有代谢综合征者还容易患有其他相关疾病，如多囊卵巢综合征、胆囊胆固醇结石、哮喘、失眠、抑郁、认知功能减退以及某些恶性肿瘤。因此，代谢综合征对人类的健康和生命已构成了严重的威胁。

（毕宇芳）

—— 专家简介 ——

毕宇芳

毕宇芳，医学博士，上海交通大学医学院附属瑞金医院内分泌代谢科主任医师、博士生导师，上海市内分泌代谢病研究所副所长。

临床擅长：2型糖尿病等代谢性疾病的临床诊治。主攻方向：代谢性疾病的临床诊治与早期防控。

2. 如何治疗代谢综合征

生活方式干预是最重要的治疗。

首先，要合理饮食、控制总热量，每日总热量至少减少 1 673.6～2 092 千焦

（400～500 千卡），采用低盐、低脂、高纤维素饮食，尽量避免味精、酱油、腌制食品、调味酱等高盐食物摄入，戒烟限酒。

其次，要进行适当体力活动和体育运动，即中等强度体力活动至少 150 分钟/周，使肥胖或超重者在一年内 BMI 达到或接近 24，或者将体重至少减少 7％。

再次，行为干预能够促进代谢综合征相关因素达标，包括在医生指导下进行饮食运动自我管理，从而保持并维持远期效果。

最后，心理支持也是重要方面，可以帮助患者解除压力、沮丧、抑郁情绪，有利于患者配合运动和饮食调整。

如果生活方式干预未能纠正代谢综合征的相关异常情况，可根据患者情况采取个体化药物治疗。如减轻胰岛素抵抗的药物二甲双胍和噻唑烷二酮类物（包括罗格列酮、吡格列酮）控制血糖，采用贝特类和他汀类改善血脂紊乱，采用血管紧张素转换酶抑制剂或血管紧张素 Ⅱ 受体拮抗剂类药物降低血压。

《中国肥胖和 2 型糖尿病外科治疗指南（2014）》指出，BMI≥32.5 的患者应积极进行减重手术治疗，BMI 为 27.5～32.5 经生活方式干预和药物治疗仍不能达标者可考虑减重手术治疗，术后绝大多数患者的肥胖、血糖、血压、血脂等心血管危险因素有望改善或纠正。

（于雪梅）

—— 专家简介 ——

于雪梅

于雪梅，主任医师，硕士研究生导师，上海市奉贤区中心医院内分泌代谢科主任，上海市奉贤区"滨海贤人"领军人才，2009～2010 年度上海市"三八红旗手"。

上海市医学会糖尿病专科分会委员、代谢综合征学组成员，上海市医师协会内分泌代谢科医师分会委员、垂体肾上腺学组成员。

第一完成人获上海医学科技奖三等奖，参与课题获教育部科技进步二等奖。

3. 肥胖的判定方法有哪些

肥胖的定义为体内脂肪量占体重的 20％以上。但迄今为止尚无直接测定体内脂肪总量的方法，目前都是通过间接方法来测量。

（1）人身测量法：人体测定中有些结果是反映全身肥胖；有些反映局部脂肪

贮积情况(即脂肪的分布)。大多数人体测量的方法所得结果只算出体重,并不真正反映体内脂肪量。

1) 体重指数(BMI):此方法的机制根据身高与体重有较恒定的关系,选取的公式为 W/H^2[W 为体重(千克),H 为身高(米)]。中国成人 BMI$<$24 为正常,$\geqslant$24 为超重,$\geqslant$28 为肥胖。BMI 是诊断肥胖症最重要的指标。

2) 理想体重(IBW):此方法简单,但只是粗略估计。其计算公式如下:IBW(千克)$=$身高(厘米)-105;或 IBW(千克)$=$[身高(厘米)-100]$\times0.9$(男)/0.85(女)。如被检者实际体重超过由身高计算出来的标准体重 20%则判定为肥胖。

3) 腰/臀比值(WHR):反映脂肪分布,受试者站立位,双足分开 25～30 厘米,腰围测量髂前上棘和第 12 肋下缘连线的中点水平,臀围测量环绕臀部的骨盆最突出点的周径(以厘米为单位)。中国成人 WHR 男性>0.9/女性>0.85被定义为腹部脂肪堆积。

4) 腰围(WC):目前认为测量腰围更简单可靠,是诊断腹部脂肪积聚最重要的临床指标,中国成人男性>90 厘米、女性>85 厘米为肥胖。

(2) 计算皮下脂肪厚度或内脏脂肪量:计算机断层扫描(CT)和磁共振(MRI),是评估体内脂肪分布最准确的方法,但不作为常规检查,以腹内脂肪面积 100 厘米^2 作为判断腹内脂肪增多的切点。

1) CT:此方法的机制是把 X 线衰减的很小差异与组织物理密度的差异相关联起来以重建扫描区下面组织的二维图像。一次 CT 扫描经典的放射量最多为 $0.015\sim0.03$ 弋(Gy)。此方法被检者要接触离子放射,不宜多次反复重作。妊娠和儿童不鼓励采用此种方法。

2) MRI:人体组织中,不同的组织有不同程度的水化,脂肪是不含水的组织。MRI 是评估局部和全身水的含量。由于各组织水化程度不同,反映在 MRI 成像中的不相同的浓淡不一的图像。MRI 成像有 T_1 和 T_2 相。脂肪在 T_1 相中呈黑色,在 T_2 相中则呈白色,界线非常分明。如同在 CT 中一样,可根据图像中的脂肪分布计算出局部脂肪组织的面积。

总之,一个好的肥胖评判方法应具备后述条件:①精确、重复性好;②容易操作,即不需要技术熟练的人操作;③价格不贵;④无创,对被检者无害;⑤可以不分场合进行检查,方便患者。前述各种诊断肥胖的检查方法可以说没有一种符合所述条件。明显的肥胖诊断仅目测即可,因此从临床实用来说,仅用人体测量方法来协助肥胖的诊断已足够。另外,还要根据检测人群来进行检测方法的选择,因为不同年龄段、不同性别、不同种族和不同营养的人肥胖的患病率也有所不同，因此应建立不同年龄和不同性别正常值。如美国以 BMI 评判肥胖的值就比我国为大。

（周　筠）

—— 专家简介 ——

周　筠

周筠，同济大学附属同济医院内分泌科主任医师。

主持国家自然科学基金 2 项，担任国家自然科学基金项目同行评议专家、上海市科委科技项目立项网上评审专家，上海市医学会内分泌专科分会委员、上海医学会糖尿病专科分会代谢综合征学组委员。

4. 肥胖除了影响外表，还有哪些危害

"窈窕淑女""雍容华贵""环肥燕瘦"是不同朝代爱美人士的至高追求，但在当今"刷脸、看颜值"的时代，拥有苗条的魔鬼身材无疑是许多人特别是女性更推崇、追求的极致目标。不过，随着社会经济的发展，事与愿违的却是肥胖人数的快速增加。那么，肥胖仅仅是影响人们的外在美吗？答案显然不是！

世界卫生组织已将肥胖定为十大慢性病之一。与艾滋病、吸毒、酗酒并列为四大世界性医学社会问题，可能成为 21 世纪的头号杀手。从现代医学的角度来说，肥胖并不是福，而是祸。肥胖至少有以下几个"致祸点"。

（1）导致血脂异常：包括高胆固醇血症、高三酰甘油血症、低密度脂蛋白和极低密度脂蛋白异常升高、高密度脂蛋白降低。

（2）增加脑血管病变：肥胖者容易患高血压、血脂紊乱及糖尿病，随之而来大脑更容易出问题包括脑梗死或脑溢血等。

（3）增加患高血压的概率：在 40～50 岁的肥胖者中，高血压的发生率增加 50％。中度肥胖者患高血压的机会是正常者的 5 倍多，是轻度肥胖者的 2 倍多。

（4）增加心脏负荷：有人发现，肥胖者心绞痛和猝死的发生率提高了 4 倍，说明肥胖增加心脏的负担，造成心脏损害，重者甚至出现心功能衰竭。

（5）导致脂肪肝：大约一半的肥胖者患有脂肪肝。

（6）增加糖尿病风险：肥胖是发生糖尿病的重要危险因素之一。在 2 型糖尿病患者中，80％是肥胖者，而且发生肥胖的时间越长，患上糖尿病的概率就越大。

（7）引发骨关节疾病：主要有骨性关节炎、糖尿病性骨关节病和痛风性骨关节病。

（8）肥胖者易患癌症。

总的来说，肥胖本身并不致命，但由肥胖所带来的、容易并发的糖尿病、冠心病、高血压等却真正会减少寿命。因此，我们既反对盲目减肥，也不提倡"养膘蓄脂"，而应当尽力使肥瘦适中。

（林东平）

—— 专家简介 ——
林东平

林东平，上海交通大学医学院附属第九人民医院内分泌代谢病科行政副主任，主任医师。上海市医学会内分泌专科分会委员、上海市中西医结合学会内分泌专业委员会委员。

长年致力于糖尿病、甲状腺疾病、肥胖及骨质疏松等内分泌代谢性疾病的诊治。

5. 目前常见的减肥药物有哪些

通常情况下，肥胖症患者经过饮食控制和运动治疗都可以达到逐渐减轻体重的目的，但是如果患者诊断时已经存在明确的并发症，或者患者的体重过大无法进行基本的运动，以及经过严格的饮食控制及锻炼都不能使体重减轻者，可以在专科医生的指导下进行药物治疗。目前常见的治疗肥胖的药物有以下 5 种。

（1）脂肪吸收抑制剂：如奥利司他，可抑制三酰甘油和胆固醇在小肠的吸收，促进了能量负平衡从而达到减重效果。奥利司他是一种安全的减重药物，可以较广泛用于临床需要药物治疗的超重或肥胖患者。

（2）肠促胰素类似物：如利拉鲁肽，是一种肠促胰素，作用于大脑，可以增加饱腹感，减少能量的摄入；作用于肠胃道，减弱肠胃运动，延缓胃排空。利拉鲁肽可以显著减少脂肪组织，特别是内脏脂肪，特别适合肥胖的糖尿病患者。

（3）安非他酮/纳曲酮复方制剂：安非他酮是多巴胺和去甲肾上腺素再摄取抑制剂，用于治疗抑郁和戒烟；纳曲酮用于戒断酒精和鸦片依赖。两者协同作用于下丘脑饥饿中枢，减少食物摄入达到减肥的目的。

（4）芬特明/托吡酯复方制剂：芬特明主要通过加强去甲肾上腺素和多巴胺

的神经传递来产生抑制食欲的作用;托吡酯是抗癫痫药物,可减少食欲,增强饱腹感。两者作为复方制剂比单独用来治疗肥胖或癫痫的剂量都要小。

(5)氯卡色林:氯卡色林是一种选择性5-羟色胺2C(5-HT$_{2c}$)受体激动剂,5-HT$_{2c}$受体仅在中枢神经系统中被发现,有抑制食欲的作用,避免了激活存在于心脏瓣膜上的5-HT$_{2B}$受体,从而避免了心脏瓣膜损伤,可用于减重治疗。

总之,减重药物治疗是饮食、运动、行为治疗的基础上,由医生根据患者的情况,科学地选择药物进行综合治疗,才能有效预防和改善肥胖相关并发症。

(邹俊杰)

—— 专家简介 ——

邹俊杰

邹俊杰,医学博士,海军军医大学附属长征医院内分泌科副主任,副教授,副主任医师,硕士生导师。

临床擅长:糖尿病及其并发症、甲状腺疾病的诊断与治疗。

6. 肥胖的运动治疗原则是什么

运动治疗属于肥胖症的基础治疗措施,通常选择有氧运动和抗阻运动,两种运动相互结合才能达到良好的减肥作用。

有氧运动,也就是说,人体在氧气充分供应的情况下进行的运动方式;有氧运动的时候,身体各处肌肉都需要更多的氧气,血液循环加剧,体内积存的糖分会被有效地消耗掉,同时体内的脂肪也会加快燃烧。有氧运动是健身的主要运动方式和最好的健康减肥方法。有氧运动多为持续动力型,有大肌肉群参与的运动,如走路、骑车、爬山、慢跑、跳舞、游泳、划船、滑冰等。

抗阻运动通俗地讲,就是力量训练,通过抗阻运动,可以显著提高新陈代谢率,促进体内脂肪的消耗。常见的抗阻运动包括仰卧起坐、举哑铃、拉长弹簧、俯卧撑、下蹲起立等。

肥胖患者可减少静坐行为,在安静状态注意安排一些简单的体操和家务劳动等。运动量从小运动量开始,每日安排30分钟,适应后逐渐增加运动量。每天30~60分钟,应尽量为连续性。身体受限,每次运动时间可以累加,但每次活动时间最好不少于10分钟。

运动强度应该采用低、中强度运动，不推荐高强度运动，因为后者主要消耗碳水化合物，而不是消耗脂肪。对伴有全身性疾病(如心肺疾病)的患者，应请教专业的医师，制定合适的运动处方，才能达到良好效果。

（邹俊杰）

7. 超重、肥胖患者如何控制饮食

膳食干预是肥胖治疗的基石，主要指减少总能量摄入，同时饮食结构也与减重有一定关系。目前发现，低脂饮食在长期体重控制中优于低碳水化合物饮食。

《中国成人肥胖症防治专家共识》提出医学营养治疗的总体原则：减少食品和饮料中能量的摄入；减少总摄食量；避免餐间零食；避免睡前进餐；避免暴饮暴食；能量限制应该考虑到个体化原则，兼顾营养需求、体力活动强度、伴发疾病以及原有饮食习惯。在平衡膳食中，蛋白质、碳水化合物和脂肪提供的能量比，应分别占总能量的 15%～20%、60%～65% 和 25% 左右。强调健康的饮食习惯，增加谷物和富含纤维素食物以及蔬菜、水果的摄取，使用低脂食品。

根据总能量可将饮食分为平衡饮食(每天 6 276 千焦左右且营养均衡)，低能量饮食(每天 3 347.2～6 276 千焦)以及极低能量饮食(每天小于 3 347.2 千焦)。极低能量饮食虽然在短时期内可能获得比低能量饮食稍多一些的体重下降，但可能引起饮食障碍、抑郁和直立性低血压、胆结石等不良反应，不易坚持，所以只能在某些特殊情况下在专业医疗人员的监督和指导下进行，最多不超过 12 周。如果每天减少 2 092 千焦的能量摄入，每周可减轻大约 0.45 千克体重，每天减少 2 092～4 184 千焦能量摄入，每周可减轻 0.45～0.9 千克体重。对老年肥胖患者，除了每天限制能量摄入低于需要值 2 092 千焦，还要补充足够的高品质蛋白(1.0 克/千克)、钙(1 000 毫克/日)、维生素 D(10～20 微克/日)、多种维生素和矿物质。

减重的速度不宜过快，每周减 0.5～1 千克，6 个月减少原有体重的 10% 左右，被认为是比较适宜的速度。

（王丽华）

―― 专家简介 ――

王丽华

王丽华，上海交通大学医学院附属仁济医院内分泌代谢科副主任医师，上海市内分泌代谢病临床质控中心专家委员会秘书。

擅长糖尿病的综合管理以及多囊卵巢综合征、甲状腺疾病、高脂血症的诊治等。

8. 高血脂有哪些原因

高血脂按其病因可分为原发性高脂血症和继发性高脂血症。

除了不良生活方式(如高能量、高脂和高糖饮食、过度饮酒等)与血脂升高有关,大部分原发性高脂血症是由于单一基因或多个基因突变所致。由于基因突变所致的高脂血症多具有家族聚集性,有明显的遗传倾向,特别是单一基因突变者,故临床上通常称为家族性高脂血症。

继发性高脂血症是指由于其他疾病所引起的血脂升高。可引起血脂升高的疾病主要有:肥胖、糖尿病、肾病综合征、甲状腺功能减退症、肾功能衰竭、肝脏疾病、系统性红斑狼疮、糖原贮积症、骨髓瘤、脂肪萎缩症、急性卟啉病、多囊卵巢综合征等。此外,某些药物如利尿剂、非心脏选择性 β 受体阻滞剂、糖皮质激素等,也可能引发继发性高脂血症。

(陈寒蓓)

—— 专家简介 ——

陈寒蓓

陈寒蓓,医学博士,上海交通大学医学院附属新华医院内分泌科副主任医师,硕士生导师,中华医学会内分泌学分会脂代谢学组成员,上海市医学会内分泌专科分会青年委员。

长期从事临床医疗、教学与科研工作。临床擅长糖尿病、甲状腺疾病、骨质疏松等内分泌代谢疾病的诊断与治疗。

9. 为什么代谢手术能够减肥

肥胖症可引起严重的并发症,如 2 型糖尿病、高血压、高血脂及呼吸睡眠暂停综合征等。近年来兴起了一系列外科治疗肥胖的微创手术,被称为代谢手术。

代谢手术目前比较常用的方法有:袖状胃切除手术、胃旁路手术、可调节胃束带减肥手术、胆胰旁路术等方法。这些方法的基本作用机制是减少胃容量,降低产生饥饿感的激素分泌，因此食欲也会降低。通俗地说，就是把胃里能装食物的地方缩小，吃一点就觉得饱，就吃得少了，自然就瘦下来了。医学研究者通过研究人体分泌的各种与进食和饥饿相关的激素以及肠道的蠕动规律后发现，不同的手术技术还会影响人体的激素分泌和肠道吸收功能，从而加强减肥的效果。其中袖状胃切除手术的机制是利用腹腔镜把胃的大弯垂直切除后吻合，使胃部形成一个约150毫升的小胃囊，它的好处是不需要在体内置入外来物，而且手术的减肥成效显著。

代谢手术的减肥效果良好。研究显示，胃部手术两年后，肥胖症患者体重平均下降了23％，10年后体重又减少了16％。明显改善各种并发症，但是术后需加强生活方式干预，补充复合维生素及微量营养素，并保持随访。

（蒋晓真）

—— 专家简介 ——

蒋晓真

蒋晓真，主任医师、教授。浦东新区人民医院内分泌科主任、浦东新区重点学科负责人、内科住院医师规范化培训基地负责人、上海市医师协会内分泌代谢科医师分会委员。

从事内科医、教、研工作30余年，擅长糖尿病及大血管病变的预防与诊治。

10. 为什么代谢手术能治疗糖尿病

2型糖尿病主要表现为血糖升高和胰岛素抵抗，常伴有肥胖且容易发生并发症。糖尿病的传统治疗主要采用内科疗法，然而内科治疗并不能满意地控制患者的体重及其并发症的发生、发展。目前研究发现，合并有肥胖的糖尿病患者在接受代谢手术后，不但体重明显下降，血糖也迅速恢复正常，甚至有些患者可以不需要降糖药治疗，减重与代谢手术能解决或改善糖尿病的患者比例为86％，且效果持久。

代谢手术治疗糖尿病的主要原因可能有六点。①减少食物摄取，减轻体重，降低身体脂肪负荷；②纠正高血脂，改善胰岛 β 细胞的功能，增加胰岛素分泌；③改变肠-胰轴、肠-脑轴神经内分泌调节功能，消除胰岛素抵抗，提高胰岛素敏感性；④过度的肥胖是限制患者体力活动的重要障碍，通过代谢手术可以降低体重，对体力活动的积极性明显提高，增加的体力活动也可以有效消耗更多的热量,增强骨骼肌胰岛素敏感性,从而降低血糖;⑤改变胃肠道的激素水平,包括胃泌素、肠促胰液素等肽类激素,也可以影响到血糖的变化;⑥可以改变胃肠道的菌群环境,也可能影响到患者的血糖变化。

需要注意的是,代谢手术只对肥胖的 2 型糖尿病患者具有疗效。术后需加强血糖调控以及生活方式干预,即手术结合内科干预才能使降糖效果达到最佳。

（蒋晓真）

11. 代谢手术的适应证和禁忌证有哪些

目前代谢手术除了减轻体重以外,更重要的是治疗代谢性疾病,那么哪些胖子适合代谢手术呢?

（1）医生会根据患者的具体情况来决定,但是基本要遵循以下肥胖症患者代谢手术的适应证来进行。

1）排除内分泌疾病引起的肥胖(如库欣综合征、甲状腺功能减退症)和内分泌失调引起的单纯性肥胖症。

2）BMI≥32,但存在退行性关节病、高血压、高脂血症、冠心病、胰岛素抵抗、糖尿病、呼吸睡眠暂停、下肢静脉淋巴阻塞、肥胖相关性肺型高血压等合并症。

3）经内科治疗一年以上疗效不佳或不能耐受保守治疗。

4）年龄范围 16～65 岁。

5）没有酒精或药物依赖。

6）了解手术风险和术后生活习惯的改变并有承受能力。

（2）哪些糖尿病患者适合代谢手术治疗呢? 我们来看看 2 型糖尿病患者代谢手术的适应证,也就是具备以下条件才可以进行手术治疗。2014 年中国医师协会外科医师分会肥胖与代谢病外科医师委员会制定的手术治疗 2 型糖尿病指南提出的适应证如下。

1）年龄＜60 岁。

2）糖尿病史＜15 年。

3）胰岛 β 细胞功能尚可,C 肽＞下限值的 1/2 以上。

4）BMI＞27.5。

符合以上标准的糖尿病患者手术可能取得比较好的效果,体重过轻的人手术治疗效果比较差。目前针对糖尿病采用的手术基本方法主要有胃旁路和袖状胃切除术，都是采用微创的手术方法。减重手术后会很快出现血糖下降。多数在术后 1 个月内血糖恢复正常。多数糖尿病患者手术后无须服用降糖药，达到完全治愈。减重手术为糖尿病的治疗带来了新的希望。

（3）有以下情况就不能进行手术治疗（禁忌证）。

1）滥用药物或酒精成瘾或患有难以控制的精神疾病的患者，及对代谢手术风险、益处、预期后果缺乏理解能力的患者。

2）明确诊断为 1 型糖尿病的患者。

3）胰岛 β 细胞功能已基本丧失的 2 型糖尿病患者。

4）合并出凝血异常疾病、心肺功能无法耐受手术者。

5）BMI＜28 且药物治疗及使用胰岛素能够满意控制血糖的糖尿病患者。

6）妊娠糖尿病及其他特殊类型的糖尿病暂不在代谢手术治疗的范围之内。

（张冬梅）

—— 专家简介 ——

张冬梅

张冬梅，同济大学附属东方医院内分泌科主任医师，同济大学附属东方医院南院内分泌科主诊组组长。

擅长糖尿病及糖尿病急慢性并发症的诊治，甲状腺疾病及甲状腺结节的综合治疗，肥胖症、骨质疏松症及其他内分泌代谢性疾病的诊治，尤其是对复杂疑难病制定个体化、综合治疗方案具有丰富的临床经验。

12. 代谢手术方法有哪几种

代谢手术的方法概括起来主要有两个方面：一是把胃缩小，或者对胃进行捆扎（限制型手术）；二是让食物几乎不经过胃，不吸收就排出去（吸收不良型手术）。还可以把两者结合起来做（混合型手术）。具体的手术方法目前主要有两种：袖状胃切除术和胃旁路术（RYGB）。

（1）袖状胃切除术：是一种限制性手术，游离切除胃大弯，使剩余胃部形成一个约 150 毫升的小胃囊，减少了胃的容量，减少固体食物热量摄入，因其改变饥饿激素（ghrelin）等激素水平而抑制食欲，降低体重，对于体重和血糖的疗效接近胃旁路术，近年来已成为一种新的独立的减重及代谢手术。适用于单纯性肥胖或肥胖合并 2 型糖尿病的患者。

（2）胃旁路术（RYGB）：是目前使用广泛也是效果较为确切的手术，也有人称它为胃转流术或胃绕道术。改变了胃肠道的结构，重建消化道以后，食物不经过十二指肠和胰腺，减少了食物对胰腺的刺激，降低了胰岛素的抵抗，在胰岛素不增加甚至减少的基础上，增加了机体对糖的利用能力，缩短了食物到达末段小肠和结肠的距离，使得部分未消化的食物达到末端回肠（小肠的末端）时间缩短，使末端回肠分泌降低血糖的激素，参与糖的代谢，从而提高葡萄糖的利用，降低血糖，达到治疗糖尿病的目的。适用于重度病态性肥胖或 2 型糖尿病并代谢综合征的肥胖患者。其瘦身效果优于袖状胃切除术，不足的是为防止营养不良，患者需要服用微量元素制剂。

通俗地讲，以上手术方法通过改变了胃肠结构，重建消化道以后，引发机体的化学反应。详细机制非常复杂，有待进一步研究，可能的主要机制有：①减少食物的摄入与吸收，从而减少能量的摄取与糖代谢负荷。②降低患者的体重，减少了由于肥胖脂肪堆积所造成的胰岛素抵抗。③胃肠道重建后改变了肠-胰岛素轴激素的分泌，从而改善糖代谢。

（张冬梅）

13. 手术治疗糖尿病的疗效如何

手术治疗肥胖 2 型糖尿病的疗效肯定，得到国内外同行的高度认可，已经写入糖尿病的临床路径中。

来自国内外的数据均表明，代谢手术，即开刀治疗肥胖 2 型糖尿病的效果要明显优于不开刀（内科治疗）。就体重而言，手术以后 2 年体重平均减轻 26.3 千克，术后 10 年依然可以保持体重较手术前减少 22.5 千克。如果采取内科治疗，2 年体重平均减轻 3 千克，10 年减轻 4.4 千克。

从血糖控制状况来看，手术后 1 年代表 3 个月平均血糖的指标——糖化血红蛋白从 9.3％降至 6.3％，术后 3 年仍然可以维持在 6.7％。如果是内科治疗，1 年后糖化血红蛋白从 9％降至 7.5％，但 3 年后又升至 8.4％。国外报告手术后糖尿病 2 年、10 年和 15 年缓解率分别是 72.3％、38.1％和 30.4％，而内科治疗的缓解率分别为 16.4％、7.2％和 4.8％。国内报告手术后 1 年糖尿病的缓解率在 75％左右。

代谢手术不仅能减轻体重、控制血糖，还能缓解高血压、纠正血脂紊乱，改善多种代谢异常组分的聚集。来自手术后随访 1 年的数据见到，代谢综合征的患病率从术前的 83.3％降低至术后的 16.5％。如果采取内科治疗 1 年，代谢综合征的患病率仅从 94.6％降至 81.7％。此外，与不手术的患者相比，开刀后糖尿病大血管并发症（包括足、心脑血管）发生的风险比不开刀降低 56％，微血管并发症（包括眼、肾、周围神经）发生的风险比不开刀降低 32％。开刀后患者的动脉血管弹性、肺功能可以得到明显改善。同时代谢手术也是肥胖 2 型糖尿病伴阻塞性睡眠呼吸暂停患者的有效治疗方法，开刀可以使呼吸变得顺畅。

（包玉倩）

14. 代谢手术能一劳永逸吗

代谢手术不仅能明显改善血糖、减轻体重，纠正高血压、血脂紊乱，降低代谢综合征组分和比例，而且大部分糖尿病患者术后可以停用降糖药或减量服用降糖药，给患者的日常生活带来很大便利，节省了医疗花费。

然而，小肠改道会影响营养素的吸收，如果手术以后管理不当容易出现营养方面的并发症。因此，国内外指南共同推荐，手术后应该保证：①每天至少摄入 60～120 克蛋白质，尤其是优质蛋白质；②注意补充水分，每天饮水 1 500～2 000 毫升；③避免食用浓缩的甜食、油炸和不易消化的食物，避免在进餐时喝汤和喝水；④每天补充 1 000 毫克维生素 B_{12}、0.4 毫克叶酸、150～200 毫克铁元素，预防贫血尤其是缺铁性贫血；⑤每天补充 1 200～1 500 毫克钙、3 000 单位维生素 D，监测骨密度，预防骨折和骨质疏松发生；⑥坚持运动，每天至少运动 30 分钟。

周密的随访计划和必要的随访内容是维持手术疗效的关键。随访频率应该听从医生的建议，通常术后 1～2 年随访频率较高，前期每 3 个月 1 次，以后每半年 1 次，以便观察手术效果，及时纠正手术相关的不良反应，教育患者保持良好的生活方式。之后可以把随访间隔延长到每年 1 次。

总之，代谢手术虽然效果显著，但并非一劳永逸。手术完成不代表万事大吉，如果开刀后不关注饮食和运动调整，容易引起体重反弹，血糖再度升高。开刀后需要持之以恒，做到管理与随访不松懈，才能让手术疗效持续显现。

（包玉倩）

15. 代谢手术会造成营养不良么

肥胖患者本就属于营养不良的高危人群，代谢手术可能会加重肥胖患者术前存在的营养问题。但术后给对患者合理指导和干预，可以做到既获得理想减重、又有效避免营养不良。

（1）蛋白质：术后食量减少和体重快速下降，可以导致体内蛋白质水平的迅速下降。为避免术后出现肌无力、水肿、脱发、指甲脱落等问题，每日需补充蛋白质，尤其是优质蛋白质，如瘦肉、鱼肉、鸡蛋等，对于进食受限的患者，可酌情使用蛋白粉，保证每日蛋白质摄入在 1 克/千克体重左右。

（2）钙和维生素 D：术后可能出现不同程度的钙和维生素 D 缺乏，故应积极评估血钙、骨量、维生素 D 及甲状旁腺功能，根据个人情况补充钙和维生素 D。

（3）维生素 B_{12} 和叶酸：所有接受减重手术的患者均应在术前和术后监测维生素 B_{12} 及叶酸的水平。为避免缺乏，可每日口服 1 000 微克维生素 B_{12}、400 微克叶酸。

（4）铁：当出现疲劳、怕冷时，提示可能缺铁。应注意监测血常规，并及时补充铁剂，也可同时补充维生素 C 促进铁的吸收。

（5）微量元素：术后出现脱发、味觉异常、男性性功能障碍时，可能与锌元素缺乏有关；若发生贫血、昏厥、持续腹泻、心肌病、代谢性骨病等可能是硒元素缺乏；当出现中性粒细胞减少、脊髓神经病、伤口愈合延迟时，应检查铜元素是否缺乏。因此，术后要注意多种微量元素的补充。

食物采用多样化，细嚼慢咽，术后严密随访监测，就可有效避免手术引起的营养问题。

（李　虹）

—— 专家简介 ——

李　虹

李虹，同济大学附属第十人民医院内分泌科主任医师，医学博士，上海市医学会糖尿病专科分会委员。

从事内分泌代谢疾病诊治工作数十年，对糖尿病临床及病因学基础研究均有一定造诣。获上海市科技启明星、上海市银蛇奖提名奖及上海市优秀教师等多项荣誉。

16. 代谢手术术后如何随访

目前代谢手术治疗肥胖合并代谢性相关疾病效果显著，在国内外逐渐被内外科医生所接受。但做完手术并非一劳永逸，术后定期随访也是维持减重效果至关重要的一环。对术后患者严密随访方案包括：术后 1 月、3 月门诊随访，术后 6 月、1 年、2 年、3 年的入院评估，主要针对以下方面。

（1）术后 1 月、3 月随访：人体体格检查，包括身高、体重、体重指数（BMI）；一般生化检查，包括血常规、肝肾功能、电解质、甲状腺功能、糖代谢、脂代谢、骨代谢、性激素等；辅助检查，包括脂肪含量测定、骨密度、心电图、腹部超声等。以上检查初步评估患者术后 1 月、3 月的身体状况及代谢改善情况，了解营养问题并给予相应指导。

（2）术后 6 月入院评估：除以上随访项目，还要评估患者术后的营养情况，如维生素（维生素 A、维生素 B_1、维生素 B_2、维生素 B_6、维生素 C、维生素 D、维生素 E）、微量元素（如铜、锌、铁等），及时补充缺乏的营养素，避免术后出现营养不良。

（3）术后 1 年、2 年、3 年入院评估：除以上检查项目，如术前肾上腺 CT、垂体磁共振检查结果有异常，应复查。

随访期间医生需针对患者具体情况给予营养指导、术后运动指导及必要的心理辅导，以保证减重效果的平稳和持久。

（李　虹）

17. 脂肪肝的诊断方法有哪些

常用的肝功能检测缺乏特异性，因肝酶增高的原因有多种，而且大部分脂肪肝患者肝酶正常，故以肝酶增高诊断为脂肪肝会漏诊许多患者。

普通超声是目前诊断脂肪肝的常见手段，但是在肝脏脂肪含量小于 20％ 及重度肥胖的人群中敏感性低，而且只能定性不能定量，大多患者体检行超声检查时发现存在"脂肪肝"或者"肝脏脂肪浸润"，但是仅仅知道有没有脂肪肝（定性诊断），至于脂肪肝到什么程度了，超声医生一般大概讲一下轻度、中度，但具体多少数据，治疗后改善到什么程度，一笔糊涂账。腹部 CT 和普通磁共振检查也只能了解是不是存在脂肪肝，不能确切知道脂肪含量有多少。

现在，我们有一些方法可以准确测定肝脏脂肪含量（定量诊断），一种是磁共振波谱方法，一种是超声定量诊断方法（与普通超声检测不同），不仅可以早期发现脂肪肝，即发现肝脏脂肪含量为 5％～20％、易被漏诊的患者，而且可以了解经过治疗好到什么程度，这对脂肪肝的诊治有很大的帮助。

脂肪肝是一种广谱疾病，包括单纯脂肪肝、脂肪性肝炎、脂肪性肝纤维化和肝硬化。然而，上述这些方法只能知道肝脏脂肪含量多少，对脂肪肝的炎症和纤维化评价敏感性差。肝脏病理活检虽然为有创性检查，但为诊断脂肪肝的"金标准"，不仅能了解脂肪含量有多少，而且能够详细的了解是不是存在肝脏炎症、纤维化、肝硬化，适用于非酒精性脂肪性肝炎及肝纤维化的高危人群如肥胖或糖尿病的人群，这些患者需要采用肝脏病理活检评判其是否存在炎症、纤维化甚至肝硬化。

（卞　华）

—— 专家简介 ——

卞　华

卞华，复旦大学附属中山医院内分泌科主任医师，医学博士，硕士研究生导师。上海市医学会糖尿病专科分会委员兼秘书、代谢综合征学组副组长。

从事内分泌代谢疾病诊治工作数十年，对糖尿病、肥胖、脂肪肝等代谢相关性疾病的临床诊治和科学研究均有一定造诣。

18. 肝功能正常就不会得脂肪肝吗

肝功能检测是最常见的检查，有的患者有一定误区，认为自己的肝功能正常就没事了，不会得脂肪肝了，这其实是错误的。

谷丙转氨酶主要分布在肝细胞的周边和胆管细胞，当肝细胞或胆管有急性炎症或严重的慢性炎症时，大量渗漏到血液中，所以急性肝胆炎症血清谷丙转氨酶的水平最高；谷草转氨酶主要存在于细胞内的线粒体，当线粒体损伤时明显升高，反映肝细胞病变的程度，所以肝硬化时，谷草转氨酶会超过谷丙转氨酶；碱性磷酸酶存在于肝外更多，孕妇增高来自胎盘；儿童和老人此酶升高，显然与骨骼的改变相关；谷氨酰转肽酶是胆汁淤滞最灵敏的血清酶，在胆管和胆囊炎症损伤时转肽酶升高超过转氨酶，另外在大量饮酒或者脂肪肝的患者中也会增高。

脂肪肝是一种慢性疾病，患者中大多数肝酶是正常的，一项研究显示仅仅23％的脂肪肝存在肝酶增高，所以使用肝酶增高诊断脂肪肝会漏诊许多脂肪肝患者。甚至在存在脂肪型肝炎的患者中肝功能也大多数正常，所以肝功能正常并不能排除脂肪肝。

（卞　华）

19. 体检发现脂肪肝要不要紧

过去人们常有误区，认为脂肪肝是一种常见病，并不会引起严重的后果，但近年来的大量研究表明，非酒精性脂肪肝也会引起肝炎和肝纤维化甚至肝癌。脂肪肝一定要干预，否则会对身体健康产生不利影响。

虽然仅有23％左右的脂肪肝患者会有肝酶异常的表现，而大多数的非酒精性脂肪肝患者并没有临床症状，但这并不意味着无关紧要。首先作为肝脏疾病，脂肪肝发展到后期也有可能变成肝炎、肝硬化甚至肝癌。尤其是目前肝炎疫苗广泛使用的情况下，肝炎引起的肝硬化、肝癌的比例逐步下降，而脂肪肝引起的比例逐年增加，有研究显示，肝癌中约1/4由脂肪肝引起。而一旦脂肪肝患者伴有血糖增高时，其肝脏发生炎症、肝硬化等的风险进一步明显增加，七至九成的患者存在脂肪性肝炎，将近一半有进展性肝纤维化，7％存在肝硬化。

脂肪肝对机体的危害还在于其对代谢的不良影响。由于肝脏是代谢的中枢，是胰岛素的主要作用器官。当存在脂肪肝时，机体便会对胰岛素不敏感，产生抵抗状态，导致一系列代谢紊乱。脂肪肝患者很容易伴发高脂血症、高血糖和高血压等，最终发生冠心病、脑中风等心脑血管并发症的概率也会显著增加。

因此，无论是从肝脏本身的疾病还是从糖尿病、高血压、高血脂和心脑血管疾病防治的角度，都应把非酒精性脂肪肝当作一种病，即使无症状，也应该及时诊治。

（卞　华）

20. 得了脂肪肝，该如何治疗

很多人在体检中查出脂肪肝后，觉得不痛不痒无须理会。稍重视的人就在家中给自己"治疗"，这部分患者认为，脂肪肝不需要去医院，只要少吃荤的、多运动即可。真的是这样吗？这种说法有一定道理，但并不全对，因为这一切都是盲目进行的，对治疗效果缺少跟踪与评估。体检出现异常应该去专业的脂肪肝诊治中心就诊，明确自己属于哪一类脂肪肝，肝脏脂肪含量有多少，并评估肝功能。另外，还要明确是否还有"三高"等代谢紊乱的情况，并接受专业的生活方式指导。

生活方式干预是治疗脂肪肝的基础，如果体重能够下降5％～10％，可以显著改善代谢指标。但是要注意减重不能太快，否则可能加重脂肪肝。节食减肥中长期的极低能量饮食对身体的影响尚不明确。可以采用限制能量饮食，建议104.6 千焦/(千克·日)或将目前饮食减少 2 092 千焦/日。多吃新鲜蔬菜、富含纤维素的食物，少食吃肉食、甜食、油炸食品。具有低升糖指数的豆类、谷物和高纤维的碳水化合物可改善胰岛素敏感性和血脂谱，对身体有利。运动对改善脂肪代谢非常有效。建议进行中等程度运动，包括快步走、慢跑、游泳、做健身操等，每周运动至少 3 次，每次 30 分钟以上。最初 6 个月以内减肥目标为减轻目前体重的 5%～10%。

对于伴有明显转氨酶升高者，可适当服用护肝药物，但种类不宜过多，也不能代替运动和饮食控制等行为干预疗法。对于中重度脂肪肝或脂肪肝合并有其他代谢异常的患者，不仅需要生活干预，还需要针对性地进行药物治疗，但要在医生指导下应用，避免乱用药物损伤肝脏。

一般 3～6 个月复查一次肝功能和 B 超，以观察疗效，转氨酶正常后可以停药，如果能有效控制体重，各项指标都正常，每年体检一次就可以了，但饮食运动等综合治疗要贯穿终身，否则脂肪肝就是治好了也有可能复发。

（卞　华）

胰岛细胞功能和胰岛素抵抗

21. 人体"瘦素"的由来

随着我国经济水平的提高，人们的生活方式发生巨大变化。高热量食物的摄入，体力劳动和运动量的减少，导致肥胖已经成为当今社会的普遍现象。肥胖的危害不言而喻，2 型糖尿病、脂肪肝、心脑血管疾病甚至某些恶性肿瘤的发生，都与肥胖息息相关。因此，"减肥"可能成为肥胖人群心中的头等大事。

瘦素(Leptin)，顾名思义，是一种能让人瘦下来的一种激素。早在 20 世纪 60 年代，美国杰克逊实验室的道格拉斯·高尔曼教授研究糖尿病小鼠模型时，提出猜想：肥胖或体重可能与生物体本身的基因密切相关。而这一假说，在 20 世纪 90 年代被美国洛克菲勒大学杰弗瑞·弗理德曼教授所证实。弗理德曼的研究成功定位了一种控制小鼠体重的基因，并将其命名为"瘦素"。随后陆续的研究表明，"瘦素"是一种由脂肪细胞分泌的激素，它作用于大脑中控制摄食的神经元核团——下丘脑，进而抑制食欲，减少摄食，控制体重。因此，"瘦素"缺乏的小鼠，表现为食欲的亢进，导致体重的急剧增长和肥胖的发生。"瘦素"的发现在当时产生了巨大轰动，人们认为减肥神药将就此诞生。然而，数个临床试验的先后失败，击碎了大家的梦想。而科学家的研究则逐步发现，原来肥胖患者体内存在"瘦素抵抗"，从而导致"瘦素"不能很好地发挥减肥作用。当然，"瘦素抵抗"的原因，目前仍在研究之中。我们希望通过科学家们的努力，早日揭开这一谜底，为"瘦素"的临床应用扫清障碍。

（陆　炎）

—— 专家简介 ——

陆　炎

陆炎，复旦大学附属中山医院内分泌科副研究员，硕士生导师。兼任中华医学会糖尿病学分会青年委员。

主要从事肥胖、2 型糖尿病、非酒精性脂肪肝病等代谢性疾病机制研究。

22. "粗腰"对健康有哪些危害

随着生活方式的改变,中国人群肥胖广泛流行。据《中国居民营养与慢性病状况报告(2015)》,我国 18 岁以上居民 8～9 人中就有 1 人肥胖,3 人中就有 1 人超重。同时,6～17 岁儿童和青少年肥胖问题也日趋严重,肥胖导致一系列健康问题给社会带来巨大负担。

肥胖的本质是脂肪的堆积,脂肪堆积在腹部表现为腰围增粗,即出现腹型肥胖。腹型肥胖,俗称"苹果形"肥胖,相比全身性肥胖的人群,与肥胖相关疾病的关系更为显著。研究表明,男性腰围每增加 1 厘米,高血压风险增加 4％,糖尿病风险增高 5％,高胆固醇风险增加 3％,低高密度脂蛋白胆固醇(HDL－C)风险增加 6％,高三酰甘油风险增加 7％,代谢综合征风险增加 7％;女性腰围每增加 1 厘米,高血压风险增加 5％,糖尿病风险增高 4％,高胆固醇风险增加 3％,高 LDL－C 风险增加 4％,高三酰甘油风险增加 6％,代谢综合征风险增加 6％,导致冠心病、心肌梗死、脑栓塞等心脑血管事件发生风险升高。癌症是威胁人类健康的杀手,某些消化道肿瘤以及女性肿瘤,如食管癌、结肠癌、直肠癌、胰腺癌、乳腺癌、子宫内膜癌、卵巢癌等与腹型肥胖也密切相关。

除此之外,腹型肥胖还会影响呼吸系统,引起阻塞性睡眠呼吸暂停综合征(OSAS);影响肾脏,引发肥胖相关性肾病,导致肾功能下降;影响肌肉骨骼系统,如骨关节炎;影响生殖系统,如多囊卵巢综合征(PCOS)。即使在正常体重人群,腰围增粗也显著增加上述疾病的风险。

因此,"粗腰"有百害而无一利,我们需要更加关注腹型肥胖。

(李小英)

23. 限制摄食可延长寿命吗

健康长寿一直是人类孜孜追求的目标,决定长寿的要素很多,饮食摄入量即是关键因素之一。饮食限制是指限制食物摄入量,但不会导致营养不良的状况。早在 20 世纪 30 年代,美国营养学家克莱德·麦卡发现限制饮食的小白鼠比自由饮食的同类寿命明显延长,这一现象称为"麦卡效应"。经过大量的科学实验,这一结论已在从酵母菌到灵长类的许多物种中均得以证明。同时发现饮食限制可以延缓甚至完全避免年龄相关性疾病，包括心血管疾病、癌症、神经退行性病变和糖尿病。

目前认为，饮食限制可延长寿命的原因是多方面的。饮食限制可使机体免疫中枢器官——胸腺在老龄时仍保持功能旺盛；体内氧自由基反应水平显著降低，有效防止细胞损伤、动脉血管硬化。此外，饮食限制可减少"纤维芽细胞生长因子"在大脑中生成，推迟脑血管硬化和脑组织萎缩。科学家们还发现了许多长寿相关的分子途经，其中的"明星"是营养传感通路。

日常生活中如何做到饮食限制呢？专业人士会按照身高和工作性质，参照个人习惯等因素，用简易公式计算每日所需总热量：［身高（厘米）－105］×（104.6～125.52千焦）。当然也有简单实用办法，可参照民间谚语"吃饭留一口，活到九十九""若要身体安，常带三分饥和寒"。

（韩峻峰）

—— 专家简介 ——

韩峻峰

韩峻峰，上海交通大学附属第六人民医院内分泌代谢科副主任医师，医学博士，硕士研究生导师。

临床擅长：低血糖症，特别是胰岛素瘤的临床诊治及发病机制研究，以及代谢手术治疗肥胖和糖尿病的临床应用研究。

24. 吃糖会吃出糖尿病吗

老张最近很烦恼，因为体检被查出了糖尿病，医生说要终身用药治疗。老张不理解，好好的怎么会得了糖尿病？老伴说，都怪你平时吃甜的太多，糖尿病是吃出来的。

糖尿病真的是吃糖吃出来的么？让我们来了解一下到底什么因素可以导致糖尿病。糖尿病是在内因和外因共同作用下导致的一种复杂病。内因包括一个人的遗传背景,如父母双亲均患糖尿病,后代患糖尿病的风险可达 70%～80%；单亲患糖尿病也可使后代患病风险高达 10%～20%。

外因主要是生活方式。高热量饮食,缺少运动,熬夜,吸烟,肥胖等等都会促进糖尿病的发生。我国在 20 世纪 80 年代初,糖尿病患病率不足 1%,主要源于食物不丰富和体力劳动较多,肥胖人群很少,这些因素都大大遏制了糖尿病的出现。但随着社会发展,生活水平越来越高,食物越来越丰富,而运动越来越少,糖尿病就变得越来越多。

再来看老张：老张的母亲有糖尿病,老张体重 90 多千克,腰围超过 100 厘米,应酬频繁,鲜少运动,喜欢吃高热量的油炸食物和甜点,长期吸烟,熬夜。看到这些,大家应该明白老张为什么会得糖尿病了吧? 他是在不良的遗传背景(母亲有糖尿病为内因)和生活方式(外因)的共同作用下才导致糖尿病的发生。吃糖,只是他不良生活方式(外因)的一部分而已。因此,糖尿病并非单因素促成,健康的生活方式可以大大降低糖尿病的出现,甚至对于有不良遗传因素者可以遏制糖尿病的发生。

(李　虹)

25. 什么是胰岛 β 细胞

胰岛 β 细胞是胰岛细胞中的一种。胰岛位于胰腺,由许多大小不等和形状各异的细胞团块组成,散布在胰腺内,就像漂浮在胰腺中的"小岛",是胰腺的内分泌部分。胰岛 β 细胞约占胰岛细胞总数的 80%,主要位于胰岛中央部,能分泌胰岛素,胰岛素是人体内产生的唯一降糖的激素,在人体中维持血糖动态平衡,发挥调节血糖水平的作用。

胰岛 β 细胞功能受损、分泌的胰岛素量减少或不能发挥作用(胰岛素抵抗),就会使血糖升高,从而引发糖尿病。当胰岛 β 细胞过度增生,成为胰岛素瘤时,体内的胰岛素过量就会导致低血糖。糖尿病是危害人类健康的"杀手"之一,发病率很高,目前的研究发现我国每 10 个成人中就有 1 个是糖尿病。

影响胰岛 β 细胞功能的因素有很多,包括肥胖、病毒感染、自身免疫等原因。肥胖导致的机体"营养过剩",加重了胰岛 β 细胞的负担是 2 型糖尿病发生的"开关"。当 β 细胞"不堪重负"时,起初就"消极怠工"对葡萄糖的刺激不敏感,随着负担的加重,β 细胞就会逐渐"死亡",数量减少,进而发生糖尿病。因此,保护 β 细胞避免胰岛 β 细胞负荷过重和让 β 细胞充分"休息",是预防和延缓糖尿病发生、发展的重要措施之一。具体是在日常生活中，积极地改变生活方式，避免摄食过多，加强运动，做到"管好嘴，迈开腿"。

（王　琛）

—— 专家简介 ——

王　琛

王琛，上海交通大学附属第六人民医院内分泌代谢科、上海市糖尿病研究所研究员、医学博士、博士生导师。中华医学会糖尿病学分会再生医学学组副组长，上海市医学会糖尿病专科分会委员。

从事糖尿病发病的基础、临床以及糖尿病细胞治疗的研究。

26. 胰岛素的"功"与"过"

胰岛素是由胰腺组织中的胰岛 β 细胞分泌产生，它是机体内调节葡萄糖、脂肪和蛋白质三大物质代谢和能量代谢最重要的激素之一。胰岛素对于机体的生命活动和人类的健康"功劳"可谓大大的，进食后胰岛素分泌增加，机体将从食物吸收来的葡萄糖、游离脂肪酸、氨基酸分别合成为糖原、三酰甘油和蛋白质，它们是生命活动进行最基本的物质。此外，胰岛素对于维持正常的血管功能、大脑的记忆和认知功能、生殖功能、肾脏的水盐代谢等也发挥着重要的作用。糖尿病是危害人类健康的常见病之一，自从 1922 年胰岛素第一次用于临床以来，其为糖尿病的治疗带来了革命性的变化，拯救了无以计数的糖尿病患者的生命。目前，世界上大概有 2/3 的糖尿病患者使用胰岛素，胰岛素是降血糖效力最强的药物，不会对肝肾等机体组织器官产生损伤，几乎能够用于所有类型的糖尿病，其性价比也很高。

当然，胰岛素有时候也有"过错"，机体内过高的胰岛素（高胰岛素血症），往往与 2 型糖尿病、肥胖、高血压、心血管疾病以及女性多囊卵巢综合征等疾病密切相关。胰岛素治疗糖尿病有时会引起低血糖、过敏、水肿、体重增加等不良反应。总体来看，胰岛素有大"功"，"错"却很小。

（王宣春）

王宣春

王宣春，医学博士，美国哈佛大学医学院加斯林糖尿病研究中心博士后，复旦大学附属华山医院内分泌科副教授，硕士研究生导师。

作为项目负责人，共承担 7 项国家自然科学基金和上海市科委的项目。以第一作者或通讯作者发表 SCI 论文 13 篇。获得过中国胰岛素分泌研究新星奖、上海市浦江人才等荣誉称号。

27. 什么是胰高血糖素样肽-1

胰高血糖素样肽-1(GLP-1)是回肠内分泌细胞分泌的一种多肽。早在 20 世纪 60 年代，麦金太尔(Mclntyre)和埃尔里克(Elrick)等人发现，口服葡萄糖对胰岛素分泌的促进作用明显高于静脉注射葡萄糖对胰岛素分泌的刺激作用，这种额外的效应被称为"肠促胰素效应"。随着细胞和分子生物学的发展，肠促胰素这层神秘的面纱被慢慢揭开，肠促胰素是人体内一种肠源性激素。它的主要组成部分之一是 GLP-1。GLP-1 是在营养物质特别是碳水化合物的刺激下才释放入血的，可以促进胰岛 β 细胞分泌胰岛素，并减少胰岛 α 细胞分泌胰高血糖素，从而发挥降低血糖的作用。GLP-1 的这种"葡萄糖浓度依赖性"的降糖特性免除了人们对现有糖尿病治疗药物及方案可能造成患者严重低血糖的担心。

由于 GLP-1 极易被人体内的二肽基肽酶Ⅳ(DPP-Ⅳ)降解而失效，因此不能将 GLP-1 直接应用于临床。为解决这一难题，学者们已经提出两种方案，一是开发 GLP-1 类似物，让其既保有 GLP-1 的功效，又能抵抗降解；二是开发 DPP-Ⅳ抑制剂，使体内自身分泌的 GLP-1 不被降解，目前这两类已经应用于临床。相信随着人们对 GLP-1 信号系统研究的深入，会发现更多新的作用靶点，从而开发出更多治疗糖尿病的新型药物、造福糖尿病患者。

（陆　帅）

陆　帅

陆帅，上海交通大学医学院附属新华医院崇明分院内分泌科副主任医师，致力于糖尿病等内分泌疾病的临床诊治工作。

28. 好脂肪与坏脂肪

你在减肥？对食物中的脂肪谈之色变？你如果觉得脂肪对身体都是不健康的，那就大错特错了。其实，脂肪吃对了，对健康很有益。让我们为你科普一下"好脂肪"和"坏脂肪"的常识吧。

在限制总热量的前提下，脂肪的摄入不再单纯看"量"，而是看"质"。换句话说，坏的脂肪要少吃、甚至不吃，否则对健康有害；好的脂肪不必刻意去回避，因为好的脂肪会对健康有益。

那么，什么是好脂肪，什么是坏脂肪呢？

反式脂肪及饱和脂肪就是"坏脂肪"。反式脂肪即部分氢化脂肪，因便于保存而多见于加工食品，比如奶油蛋糕、曲奇饼干、比萨等；饱和脂肪室温下常为固体，多见于动物脂肪和乳制品，如黄油、猪牛羊油。这些食物容易升高低密度脂蛋白胆固醇（LDL－C），它可是动脉粥样硬化的"罪魁祸首"，可以增加心血管疾病和卒中的风险。因此，饮食中应该杜绝反式脂肪，饱和脂肪也不应超过总热量的 10%。

不饱和脂肪是"好脂肪"，单不饱和脂肪如橄榄油、花生油、牛油果；多不饱和脂肪如鱼类、玉米油、大豆油、坚果类等。与坏脂肪相反，这些食物在提供必需脂肪酸的同时，还能降低 LDL－C，减少心血管疾病和中风的风险。

可见，坏脂肪以人工来源居多，好脂肪以天然植物来源居多，日常饮食中应多选择"好脂肪"摄入，只要注意总热量不要超标即可。

（孙亮亮）

29. 什么是有氧运动

运动可以消耗葡萄糖、增加胰岛素的敏感性、减少肝糖生成、控制体重，从而降低糖尿病患者的血糖；同时运动还能改善心肺功能、缓解压力，因此运动治疗是糖尿病的基础治疗之一。但是达到以上目的，需要选择正确的运动方式、时间和强度。

糖尿病患者的运动要求是有氧运动，有氧运动是指在氧气充分供应下的运动，是一种低强度、有节奏、持久的运动，这种运动可以有效地消耗体内的葡萄糖和脂肪。常见的方式包括快走、慢跑、游泳、骑车、跳操、打球等。游泳由于在同样的运动强度要求下对关节的损伤最少，因此是最佳的运动方式。但是它受场地的限制，而且并不是所有人都会游泳，所以不是最适合的运动方式。目前首先推荐的运动方式是快走，这种运动每个人都能掌握，场地要求简单，运动时对膝关节的磨损也比较少，因此是最适合方式。不过患者也可根据情况选择自己喜爱的运动。

运动的时间建议在进食后 1 小时，不建议空腹或饱食后即刻运动。每次运动半小时，每周运动 3～5 次，要求持之以恒。

我们常常用靶心率来评估运动强度的达标情况，低于靶心率说明运动强度不足，高于靶心率运动强度过大，可能出现心肺功能不能耐受。靶心率＝170－患者的年龄。比如一位 50 岁的患者，他的靶心率在 120 次/分钟左右，运动时该患者的心率保持在该范围说明运动是有效并且安全的。这时候的患者可以表现为有身体发热，微微出汗，但不是大汗淋漓。只有掌握了正确的运动方式、时间和强度才能有利于糖尿病患者的病情控制。

特别提醒

并不是所有的糖尿病患者都适合运动治疗，对于那些血糖不稳定的 1 型糖尿病、有严重的急慢性并发症的糖尿病患者，比如合并有糖尿病酮症，严重的糖尿病视网膜病变、肾脏病变、糖尿病足、心脑血管病变等，运动反而会加重病情。同时，运动时建议带好糖尿病救助卡、糕点，以防发生低血糖。

（顾鸣宇）

—— 专家简介 ——

顾鸣宇

顾鸣宇，上海交通大学附属第一人民医院内分泌科副主任医师，科室医疗组组长、专科培训组组长。中华医学会内分泌学分会肝病与代谢学组委员，上海市医学会糖尿病专科分会胰岛素抵抗及胰岛 β 细胞功能研究学组成员。

专业方向：甲状腺疾病、妊娠糖尿病诊治。

30. 什么是胰岛素抵抗

胰岛素是人体唯一的降糖激素。人体进食后大量葡萄糖吸收入血，依靠胰岛素的作用使血糖维持在一个相对稳定的范围内。

　　胰岛素抵抗(IR)是指各种原因导致的胰岛素生物活性降低,即生理水平的胰岛素产生低于正常生物学效应的一种状态。主要表现为外周组织尤其是肌肉、脂肪、肝脏组织对葡萄糖的摄取和利用效率降低。"胰岛素抵抗"也被称作"胰岛素不敏感""胰岛素分泌相对不足"。在胰岛素抵抗初期,胰岛 β 细胞尚能代偿性地分泌胰岛素以弥补其效应不足,因此产生高胰岛素血症。随着胰岛 β 细胞功能的逐步衰退,胰岛素的代偿性分泌仍难维持正常范围的血糖水平,于是出现了糖耐量异常和糖尿病。胰岛素抵抗是 2 型糖尿病的发病基础,也是多种代谢相关性疾病(如肥胖、高血压、高血脂、多囊卵巢综合征、非酒精性脂肪性肝病等)的共同的病理生理基础,更是心血管疾病的危险因素之一。

　　胰岛素抵抗是遗传和环境等多种因素共同作用的结果。针对摄食过多、体力劳动和运动过少、超重或肥胖等因素,积极地改变生活方式,通过加强运动、饮食控制、胰岛素增敏剂的应用、降压降脂等措施,能够有效降低胰岛素抵抗和 2 型糖尿病以及相关代谢性疾病的发生风险。

（孙　华）

—— 专家简介 ——

孙　华

　　孙华,女,复旦大学附属华东医院内分泌科副主任医师,内分泌学硕士。

　　兼任上海市医学会内分泌专科分会青年委员、代谢性骨病学组委员,上海市医学会糖尿病专科分会胰岛素抵抗及胰岛细胞功能研究学组委员。

饮｜食｜与｜营｜养｜治｜疗｜

31.　中国居民平衡膳食宝塔是怎么回事

为了帮助人们在日常生活中实践《中国居民膳食指南(2016)》之一般人群膳食指南的主要内容,营养专家采用"膳食宝塔"图片的方式,直观地告诉居民每日应摄入的食物种类、合理数量及适宜的身体活动。

膳食宝塔共分五层,包含我们每天应吃的主要食物种类。膳食宝塔各层位置和面积不同,这反映出各类食物在膳食中的地位和应占的比重。

谷薯类食物位居底层,每人每天应该吃 250～400 克;

蔬菜类和水果类居第二层,每天分别应吃 300～500 克和 200～350 克;

畜禽肉、水产品、蛋类等位于第三层,每天分别应该吃 40～75 克、40～75 克、40～50 克;

奶及奶制品、大豆坚果类食物合居第四层,每天分别应吃 300 克、25～35 克;

第五层塔顶是盐和油,每天烹调油用量为 25～30 克,食盐少于 6 克。

2016 版新的"膳食宝塔"强调足量饮水和增加身体活动的重要性。水是膳食的重要组成部分,其需要量主要受年龄、环境温度、身体活动等因素的影响。在温和气候条件下,生活中从事轻体力活动的成年人每日至少饮 1 500～1 700 毫升(7～8 杯)。在高温或强体力劳动的条件下,应适当增加。饮水应少量多次,要主动,不要感到口渴时再喝水。

目前我国大多数成年人身体活动不足或缺乏体育锻炼,应改变久坐少动的不良生活方式,养成天天运动的习惯,坚持每天多做一些消耗体力的活动。建议成年人每天进行累计相当于步行 6 000 步以上的身体活动,如果身体条件允许,最好每周进行 150 分钟中等强度的运动。

"膳食宝塔"建议的每人每日各类食物适宜摄入量范围适用于一般健康成人,应用时要根据个人年龄、性别、身高、体重、劳动强度、季节等情况适当调整。年轻人、劳动强度大的人需要能量高,应适当多吃些主食;年老、活动少的人需要能量少,可少吃些主食。应用平衡膳食宝塔应当把营养与美味结合起来,按照同类互换、多种多样的原则调配一日三餐。同类互换就是以粮换粮、以豆换豆、以肉换肉。例如大米可与面粉或杂粮互换，馒头可以和相应的面条、烙饼、面包等互换；大豆可与相当量的豆制品或杂豆类互换；猪瘦肉可与等量的鸡、鸭、牛、羊、兔肉互换；鱼可与虾、蟹等水产品互换；牛奶可与羊奶、酸奶、奶粉和奶酪等互换。

我国幅员辽阔，各地的饮食习惯及物产不尽相同，只有因地制宜充分利用当地资源才能有效地应用平衡膳食宝塔。例如牧区奶类资源丰富，可适当提高奶类摄取量；渔区可适当提高鱼及其他水产品摄取量；农村山区则可利用山羊奶以及花生、瓜子、核桃、榛子等资源。

（于浩泳）

—— 专家简介 ——

于浩泳

于浩泳，医学博士，上海交通大学附属第六人民医院内分泌代谢科副主任医师、硕士生导师。

临床擅长：糖尿病及其慢性并发症的诊治。主攻方向：糖尿病及肥胖手术治疗的临床评估及内科管理。

32. 糖尿病患者可以喝酒吗

饮酒与糖尿病之间有什么关系？酒精对糖尿病及其并发症的影响要分为两方面去看。一方面，适量饮酒对糖尿病及其并发症有一定益处。有研究表明，饮酒与 2 型糖尿病的发病率呈现一个"U"形关系，即适量饮酒者发生 2 型糖尿病的风险低于不饮酒和酗酒者。研究显示适量饮酒与脂联素升高相关，可以改善胰岛素敏感性。饮酒与糖尿病患者发生心血管事件的风险亦是呈现"U"形关系。研究表明适量饮酒可能通过作用于高密度脂蛋白胆固醇、胰岛素敏感性、血栓形成活性及炎症等降低心肌梗死风险。另一方面，大量饮酒对糖尿病患者是有害的：①酒精可抑制肝糖异生及肝糖分解，空腹饮酒可诱发低血糖，特别是在肝糖原储备不足或同时口服胰岛素促泌剂等药物的情况下。②酒精可能加重糖尿病性神经病变。③酗酒和 2 型糖尿病对肝癌的发生具有协同效应。

糖尿病患者适宜喝什么酒？有研究结果显示，饮用葡萄酒者相对饮用白酒及啤酒者，可以将 2 型糖尿病患者发生心血管、微血管及全因死亡的风险降到更低。临床实验表明，葡萄酒中富含多酚及黄酮类化合物，具有抗氧化性能，故饮酒类型以选择葡萄酒最佳。

　　糖尿病患者可以喝多少酒？糖尿病患者饮酒需严格限量，每次饮酒量以 1个酒精单位(含 380 千焦的热量)为限，大约相当于啤酒(含 4％酒精)400 毫升，或葡萄酒(约含 10％酒精)150 毫升，或 30 度白酒 50 毫升。每周不超过 2 次。

　　哪些糖尿病患者必须禁酒？通常必须禁酒的糖尿病患者包括：①妊娠；②有酗酒的历史；③血糖控制欠佳波动较大及近期反复发生低血糖者；④合并酒精相关性肝病者；⑤有严重糖尿病急、慢性并发症者。

（刘　琦）

—— 专家简介 ——

刘　琦

　　刘琦，医学硕士，同济大学附属同济医院内分泌代谢科副主任医师。

　　临床擅长：糖尿病及其慢性并发症的个性化治疗，甲状腺疾病的诊治。

33. 打胰岛素的患者也要控制饮食吗

　　到目前为止，尚没有有效方法根治糖尿病，饮食疗法是治疗糖尿病的基础。药物只有与适当的饮食相结合才能更好地控制病情，所以无论是口服降糖药还是注射胰岛素，都应该坚持控制饮食。

　　如果只顾用药而忽视饮食控制，就可能使药效大打折扣，即使使用胰岛素，血糖依然得不到有效控制，代谢失衡从而使胰岛素抵抗现象加重。不仅增加胰岛细胞的工作负担，造成胰岛功能的衰竭，更可能出现各种合并症，进一步加重病情。

　　合理的膳食在糖尿病胰岛素治疗过程中不仅可以减轻胰岛 β 细胞的负荷，有利于血糖水平的控制，还有助于增强机体对胰岛素的敏感性，从而调整和减少胰岛素用量。美国糖尿病学会(ADA)发布的糖尿病诊疗指南也充分论证了饮食治疗是糖尿病患者全面健康生活方式的重要组成部分。

　　无论是注射胰岛素还是使用胰岛素泵，糖尿病患者的饮食治疗需要注意五点。①定时、定量、定餐："三定"有助于胰岛素吸收峰值和进食后血糖峰值相吻合，更好地发挥药效，避免造成血糖剧烈波动。②少食多餐：胰岛素进入体内后，不能根据血糖自动调节。少食多餐的方式有助于调节血糖，可避免血糖过高或过低。③均衡饮食：通过均衡饮食，达到患者自身的营养要求，预防并发症。④随身携带点心：注射胰岛素容易出现低血糖，因而外出时要随身携带一些甜食,如糖果、巧克力、饼干、糕点等。在发生出汗、心慌、饥饿等低血糖反应时及时进食。⑤运动与饮食、药物相协调：应根据饮食和运动情况调整药物使用时间及用量。

总而言之,合理的饮食是控制糖尿病进展的重要步骤,也是所有治疗的基础。饮食疗法作为基本治疗原则,并不能因为糖尿病的治疗方法改变而被忽视。无论是口服降糖药还是注射胰岛素的糖尿病患者,药物只有与饮食相结合,才能更好地控制病情。

（李　娟）

—— 专家简介 ——

李　娟

李娟,医学博士,海军军医大学附属长征医院营养科主任,中国研究型医院学会营养专业委员会委员,上海交通大学医学院食品卫生与营养学专业指导老师。从事临床及营养工作20余年,掌握各种疾病的饮食调理和营养治疗。

临床擅长：肥胖、糖尿病及肾病的营养治疗。

34. 都吃素了，为什么血糖还是没有控制好

素食是指不包含动物性食物的膳食模式。该膳食含有丰富的膳食纤维、植物化合物等,与人类健康密切相关。根据不同的膳食组成,素食分为全素、蛋素、乳素、乳蛋素等,每种素食又有其各自的膳食特点。

生活实例

"医生,我都吃素了,为什么血糖还是高?"王阿姨拿着体检报告的患者,进营养诊室就焦虑地问。

王阿姨是一位有5年糖尿病病程的患者,近期的体检报告显示：空腹血糖为7.9毫摩/升,糖化血红蛋白为7.9%,糖化白蛋白为19.3%,超声检查示脂肪肝。为什么会这样? 原来王阿姨被诊断为糖尿病后,便开始忌"荤"、忌"油"的素食生活。尽管王阿姨日常选择了血糖指数(GI)较低的全谷类食物,却没有控制量。由于没有控制碳水化合物的总量,增加了血糖负荷(GL),引起血糖波动。

　　研究表明，素食者合理的膳食组成，可以有效预防和降低心血管系统疾病、2型糖尿病、血脂异常等发病风险，并降低全癌症的发病风险。但如果膳食组成不合理，又会增加蛋白质、钙、铁、锌、$n-3$ 多不饱和脂肪酸、维生素 B_{12} 等营养素缺乏的风险。那么，如何保证素食者的合理营养呢？

　　素食者膳食除动物性食物外，也应遵循《中国居民膳食营养素参考摄入量》和《中国居民膳食指南》的建议，对于糖尿病患者应采取个体化的饮食，做到食物多样，营养均衡。①以谷类为主，食物多样。每日摄入的食物种类多于 12 种，每周不少于 25 种。每日摄入谷类 250～400 克，其中全谷类占谷类食物的 1/2。②增加大豆及其制品的摄入，保证每日蛋白质来源。每天摄取大豆 50～80 克，这也有利于发挥谷豆类蛋白质互补作用，提高蛋白质的吸收利用率；同时，注意选用发酵豆制品，每日 10～15 克的发酵豆制品(如腐乳)，以获得维生素 B_{12} 的膳食来源。③常吃坚果、海藻和菌菇。坚果富含蛋白质、不饱和脂肪酸、维生素 E、钙等，是素食者蛋白质和不饱和脂肪酸等的良好补充；海藻中则含有较多的 $n-3$ 多不饱和脂肪酸及多种矿物质。④蔬菜、水果应充足。⑤合理选择烹调油，素食者易缺乏 $n-3$ 多不饱和脂肪酸，因此可多选富含 $n-3$ 多不饱和脂肪酸的紫苏油、亚麻子油、菜籽油等。

（孙文广）

—— 专家简介 ——

孙文广

　　孙文广，医学博士，上海交通大学附属第六人民医院东院临床营养科常务副主任、主任医师、硕士研究生导师。

　　临床擅长：糖尿病、肥胖、代谢综合征、营养缺乏等疾病的营养治疗与预防；危重症的营养支持等。

35. 糖尿病患者可以随便吃无糖食品吗

　　目前，市面上的无糖食品有很多，比如无糖饼干、无糖月饼、无糖面包、无糖水果糖等，有很多糖尿病患者认为这些食品不含糖可以放开了吃，这是不对的。

　　按照国际惯例"无糖食品"是指不含蔗糖(甘蔗糖、甜菜糖)和淀粉糖(葡萄糖、麦芽糖、果糖)，但必须含有木糖醇、麦芽糖醇、山梨糖醇等食糖替代品的食品，而且食糖替代品还不能用糖精等高倍甜味剂。因此，这些无糖食品所谓的

"无糖"一般是指不含有蔗糖和淀粉糖，其甜味大都来自于食糖的替代品。这些甜味剂在人体中也会产生热量，但属于低热量，如糖醇类；有些甚至几乎不产热，如安赛蜜、甜味素、阿斯巴甜等，通常也不会影响血糖。但是，很多无糖食品的主要原料是精加工面粉，如无糖饼干、无糖面包等，也和精面馒头一样，升糖指数很高。因此，虽然此类食物没有蔗糖或淀粉糖，但是其食物本身的碳水化合物也有能量，所以这些东西不能无限量吃。而当患者发生低血糖时不能吃无糖食品，要吃有糖食品，如巧克力、葡萄糖，因为这时需要马上补充糖分。

（霍翠兰）

36. 妊娠糖尿病患者如何做到合理膳食

妊娠糖尿病是指妊娠期首次发生或发现的糖尿病，包含了一部分妊娠前已患有糖尿病但孕期首次被诊断的患者。妊娠是一个特殊的生理时期，期间孕妇对能量以及营养素的需求既要满足自身还要满足胎儿生长发育的要求。因此，合理膳食对控制好血糖和满足孕妇特殊营养需求至关重要。

（1）食物多样不过量，确保孕期体重增长适宜。孕妇每天的基本食物应包括谷薯类、蔬菜、水果、畜禽鱼蛋奶、大豆坚果、油等，混合膳食有利于降低餐后血糖，每天至少 12 种食物以上，每周 25 种以上。正常体重的孕妇在整个孕期体重增长 10～12 千克为宜。理想的增长速度为：妊娠早期增长 1～2 千克，妊中期及晚期每周增长 0.3～0.5 千克（肥胖者每周增长 0.3 千克）。肥胖的孕妇在妊娠期不要求减轻体重，只要求整个孕期体重增长最好不超过 5 千克为宜。肥胖孕妇体重的控制要在营养师的指导下进行，避免过低能量摄入而发生酮症。每天坚果如核桃、花生、腰果的摄入量 10 克为宜，大豆类 15 克。食用油的选择不宜单一，以保证必需脂肪酸的摄入。

（2）主食粗细搭配，降低餐后血糖负荷。全谷物、薯类和杂豆类含丰富膳食纤维，可以延缓餐后血糖的升高，建议每天谷类 200～250 克，薯类 50 克，全谷物和杂豆类不少于 1/3，注意粗细搭配，粗粮不要细作。主食的摄入量不宜过低，否则容易发生低血糖，不利于胎儿生长。

（3）适当增加鱼禽蛋肉类及海产品，确保蛋白质和碘的供给。孕中期在孕前平衡膳食的基础上，额外增加 200 克牛奶、50 克鱼禽瘦肉类；孕晚期额外增加 200 克牛奶、125 克鱼禽瘦肉类。鱼类首选，每周最好 2～3 次，每天鸡蛋一个。每周至少进食一次海产品，以满足碘的需要。

（4）充足的蔬菜，适量的水果。蔬菜和水果是维生素、矿物质以及膳食纤维的良好来源。膳食纤维有助于延缓餐后血糖升高，建议每日蔬菜摄入量应达到 500 克，其中绿叶蔬菜和红黄色蔬菜占 2/3 以上。山药、芋艿、莲藕、鲜豆类淀粉含量较高应适当限制。水果宜选择血糖指数较低的，如苹果、柚子、梨、桃、葡萄，每天的摄入量应控制在 150 克左右。

（5）少量多餐，定时定量，健康烹调，科学进餐。将全天膳食安排 5～6 餐，总热量分散摄入早餐 10％～15％，中餐 30％，晚餐 30％，加餐 2～3 次，每次 5％～10％，这样既有利于餐后血糖管理又能预防低血糖的发生。加餐可选择水果、坚果、煮玉米、燕麦、南瓜，以及鲜牛奶、无糖酸奶等健康零食。在烹饪方法上宜选炒、蒸、焖、烩、炖等。进餐主张细嚼慢咽。

（6）坚持适当运动，改善胰岛素抵抗。若无医学禁忌，妊娠糖尿病孕妇在整个妊娠过程中坚持每天进行 30～40 分钟中等强度的身体活动，包括快走、游泳、孕妇瑜伽、跳舞、各种家务等。建议根据自己的身体状况和孕前的运动习惯，结合主观感觉选择活动类型，量力而行，循序渐进！

（伍佩英）

—— 专家简介 ——

伍佩英

伍佩英，营养学博士，副主任医师，上海交通大学附属第一人民医院营养科主任。上海市营养学会理事。

临床擅长：各种疾病的饮食调理和营养治疗，尤其是糖尿病、痛风、高脂血症、肿瘤、孕期营养、减肥等。主攻方向：妊娠糖尿病、代谢综合征的营养防治。

37. 糖尿病患者能否喝粥

美好的一天从早餐开始。粥是我国居民尤其是中老年人的早餐伴侣，人们通常习惯与馒头、面包干稀搭配着食用。但常规的大米粥的确由于其升糖指数高，易导致餐后高血糖和血糖波动过大，让糖尿病患者感到困惑但又欲罢不能。针对此普遍问题，我们和国内外的研究发现：在等能量的情况下，与米饭组、白粥搭配馒头组相比，杂粮粥（如：燕麦 30 克、白扁豆 8 克、干绿豆 8 克、花生仁 10 克、干赤豆 12 克，1 个白煮鸡蛋 60 克，番茄 1 个）由于其中豆类食物的物理特性，淀粉颗粒较大，血糖指数较低，具有吸收缓慢，延缓胃排空及降低小肠中食物的消化率且持久的特点；同时，其丰富的膳食纤维能减缓小肠对葡萄糖的被动吸收，从而抑制餐后血糖升高的幅度和速度，可维持餐后血糖稳定，减少餐后胰岛素分泌，提高机体对胰岛素的敏感性，是糖尿病患者更理想的主食选择。

不同来源的碳水化合物食品有着不同胰岛素应答。杂粮粥作为一种低血糖指数、高膳食纤维、高抗性淀粉的混合膳食，其改善餐后血糖和胰岛素应答的作用是可行的和有效的，同时也减缓了糖尿病患者常常容易出现的饥饿感。此外，杂粮粥中的燕麦和豆类还能部分改善肠道菌群，润肠通便，也符合中国人传统的饮食习惯。当然晚餐也可喝杂粮粥的。

特别提醒

建议糖尿病患者喝粥前先吃点鸡蛋、牛奶等蛋白质丰富的食物，还可与荤菜、蔬菜、干点心搭配吃，粥的温度不宜过高。食物种类丰富了，综合血糖指数就下降了。只要总量控制、挑选含膳食纤维丰富的食物、掌握血糖的波动规律，是完全可以喝粥的。

（孙　皎）

—— 专家简介 ——

孙　皎

孙皎，复旦大学附属华东医院内分泌科主任，上海市医学会内分泌专科分会委员、骨质疏松专科分会委员。

在难治性糖尿病、糖尿病足、甲状腺结节的诊治方面有丰富的临床经验。

38. 少吃主食好还是少吃肉好

一些肥胖的患者在通过控制饮食来减重的过程中时常会遇到的"困惑"之一，就是到底是应该少吃主食呢，还是应该少吃肉呢？"主食"是指碳水化合物；"肉"主要是指动物蛋白（精肉），"肥肉"属于高脂肪食物，大家都知道要少吃，这里不作讨论。

一些研究比较了高蛋白低碳水化合物饮食（肉多主食少）及低蛋白高碳水化合物（肉少主食多）饮食，发现两组都可以减重，且减重效果无明显差别。低碳水化合物饮食（主食少吃）可以改善血糖、血脂，改善心血管危险因素，改善肾功能。而高蛋白饮食组的体脂含量减少更明显，血脂改善更明显，更容易坚持；对肌肉丢失的影响较小；高蛋白饮食可能对存在糖尿病、心血管疾病和代谢综合征风险的患者有帮助；并且体重反弹率更低。以上结果说明高蛋白饮食相比于高碳水化合物饮食似乎更具优势，但是高蛋白饮食会增加肾脏负担，合并慢性肾病患者应慎重选择高蛋白饮食。

不管什么饮食，只要限制了同样的热量，膳食不同营养成分的差别对减重的影响不大，对减重起主要作用的还是对减重饮食的依从性。

因此，可以根据不同个体的需求，灵活的组合不同类别的食物，长期坚持，才能增加减重的成功率，而不必纠结于"少吃肉"还是"少吃主食"。

（颜红梅）

—— 专家简介 ——

颜红梅

颜红梅，医学博士，复旦大学附属中山医院内分泌科副主任医师。

临床擅长：肥胖、非酒精性脂肪性肝病及代谢综合征。主攻方向：非酒精性脂肪性肝病的无创诊断及治疗。

39. 糖尿病患者怎样补充蛋白质

根据《中国糖尿病医学营养治疗指南（2010）》，糖尿病患者的蛋白质摄入量与一般人群类似，通常不超过能量摄入量的20%。在健康人和2型糖尿病患者中开展的研究表明，食物蛋白质经糖异生途径生成的葡萄糖并不会影响血糖水平，但会导致血清胰岛素反应性升高。在糖尿病患者中研究显示，蛋白质含量＞20%总能量的饮食可降低食欲，增加饱腹感。但目前尚无充分研究显示高蛋白饮食对能量摄入、饱腹感、体重的长期调节的影响，以及个体长期遵循此类饮食的能力。蛋白质的不同来源对血糖的影响不大，但是植物来源的蛋白质，尤其是大豆蛋白质对于血脂的控制较动物蛋白质更有优势。

在糖尿病合并大量白蛋白尿的患者中，将所有来源的蛋白质摄入量减少至0.8克/（千克·日）以下，可延缓肾功能减退速度。但长期坚持低蛋白饮食的慢性肾功能衰竭者，需要关注其营养状态的改变，同时补充适量α酮酸有助于维持营养状态。

肝功能不全时能量和营养素需求的研究表明，146.44～167.36千焦/（千克·日）的能量摄入对维持肝功能不全患者的营养状况是必需的。虽然上述摄入量对普通糖尿病患者可能显得偏高,但由于缺乏对合并肝功能不全患者能量摄入的严格评价,考虑到已有的证据中,充分能量摄入对肝功能不全患者临床结局具有积极作用,指南目前暂时采纳上述能量推荐标准。但需要强调对患者血糖进行严格控制。研究表明,即使有肝性脑病风险的患者,对于较高的蛋白摄入量亦能较好耐受,并未导致神经精神或其他并发症增加。该结果提示,肝脏疾病患者过度限制蛋白质摄入,将可能导致负氮平衡和不良结局。

(吴培红)

—— 专家简介 ——

吴培红

吴培红,医学硕士,上海交通大学医学院附属仁济医院内分泌科副主任医师,上海市中西医结合学会内分泌专业委员会委员,上海市食疗研究会会员。

临床擅长对内分泌代谢系统疾病,尤其是糖尿病、甲状腺疾病(含孕期甲状腺异常)及脂代谢紊乱、高尿酸血症和痛风等的诊疗,积累了大量的临床经验。

40. 中药能降糖吗

近年,已有一定数量的循证医学证据证明,中药的确能降糖。

那么,与常用的西药相比,中药降糖有哪些特点呢? 首先,中药不是强效降糖药,单药应用一般可下降糖化血红蛋白 0.5% 左右;其次,中药多数通过改善胰岛素敏感性发挥降糖作用,单药使用极少引起低血糖反应;同时,多数中药可以与西药联合使用,使血糖控制更好、更平稳,即使是和磺脲类这类有可能引起低血糖反应的西药联用,也可以减少低血糖反应的发生率;最重要的,中药在降糖的同时,在不增加体重,改善糖尿病患者心血管风险因素(如血脂、炎症及氧化应激损伤、血管内皮损伤等),预防糖尿病微血管病变(包括糖尿病周围神经病变、糖尿病肾病等)的发生、发展方面具有独特的优势。

哪些患者适合用中药降糖呢? 应该说,所有的糖尿病患者都可以用中药来控制血糖,但不同阶段的患者可能需要采用不同的治疗方案。对糖尿病前期患者及部分病情较轻的初发 2 型糖尿病患者,可尝试单纯中药治疗;对有一定病程且血糖控制不佳的患者,则可以考虑中西医联合的降糖方案,包括和胰岛素的联合。

需要强调的是,中药不能根治糖尿病。临床上,有部分患者使用中药或者西药,得到临床缓解,在一段时间内不需要使用药物来控制血糖,但这不意味着糖尿病已根治,患者仍需要进行生活方式的管理,并定期监测血糖,一旦需要,还是要及时开始药物治疗。

（陆　灏）

—— 专家简介 ——
陆　灏

陆灏,医学博士,上海中医药大学附属曙光医院内分泌科主任,主任医师,博士生导师。

临床擅长：中医药防治糖尿病及其慢性并发症。

41. 为什么梨形身材比苹果形身材好

"苹果形"身材,顾名思义,就是像苹果形状一样的身材,脂肪过多地积聚在中间部位——背、胸及腰腹部。而"梨形"身材者的脂肪分布以臀部、大腿周围为主。目前多采用"腰臀比"（WHR,即腰围除以臀围）作为测量身体脂肪分布的客观指标。正常女性 WHR 不超过 0.8,男性不超过 0.9,若超过该标准那就是"苹果形"身材了。

无论男女,"苹果形"身材者"三高"的发生率较"梨形"身材者明显增高,提示前者发生内分泌功能紊乱及心脑血管疾病的潜在危险性高于后者,且有随 WHR 升高而升高的趋势。例如患心脏病的概率,"苹果形"身材者相比"梨形"者要高一倍。

因此,减少"苹果形"身材者的腹部、腰部两侧、背部脂肪是非常重要的。对于"苹果形"高危人群,只有通过控制饮食、培养良好的生活习惯、持之以恒地健美锻炼,才能逐步舍弃脂肪、减轻体重,避免变成"苹果形"。

饮食控制关键是要让饮食结构合理。推荐低热量的食物,选择性摄取优质蛋白质和脂肪,不吃加工过的动物性脂肪,少吃或不吃油炸食品,尽量多吃生的蔬菜纤维。三餐能做到既全面又合理地摄入营养,才不会给身体带来多余的脂肪。

局部塑身离不开全身减脂,只要你愿意,运动就在你身边。比如,下班尽量用走路代替乘车,连续走 40 分钟以上,既缓解了一天的紧张感,又是一次释放"热量"的机会。

　　腰身的恰到好处，是所有爱美人士的渴望，但我们关注更多的应是体形变化对健康的影响。为了尽量避免内分泌及心脑血管疾病的发生，让我们从现在开始改变，一起向"苹果形"身材说再见吧！

（苗　青）

42. 糖尿病患者吃得越少越好吗

　　生活中不少糖尿病患者将控制饮食误认为是吃得越少越好，盲目地缩减饮食量，每天只靠摄入一点食物维持。他们固执地认为，得了糖尿病就应该吃得越少越好。

　　但是糖尿病并不意味着患者体内的糖真正过量，它是体内糖代谢过程出现了异常。适当地减少饮食，尤其是减少碳水化合物的摄取，这是有效控制糖尿病的重要举措。然而，这种限制应该建立在保证基本能量需求的基础上，如果不能提供获得基本热量的膳食，必然会导致营养不良。长此以往患者免疫力会下降，反而不利于胰岛功能的恢复。

　　那么糖尿病患者如何合理饮食呢？首先，摄取适当能量：根据年龄，性别，身高，体重，劳动强度，运动量等制定食谱及决定一日总能量，使患者正常地参加社会活动和工作。其次，适当补充蛋白质，糖及脂肪：蛋白质是人体内必需的营养成分，含有人体必需的重要氨基酸，鱼、肉、蛋、牛奶、大豆等含蛋白质较多；糖是人体能量的主要来源，虽然应限制摄糖量，但不应限制过严，否则也会给机体带来不良影响，我们每日吃的主食，如谷类，芋类，南瓜及藕等都含有较多糖；脂肪供给人体必要的脂肪酸及脂溶性维生素（维生素 A，维生素 D，维生素 K），适量的脂肪摄入也是必要的。最后，适当补充维生素及矿物质：矿物质及维生素对人体很重要，必须补足。新鲜蔬菜，水果，海带及蘑菇中维生素及矿物质含量最多，每天都应适量选用。

　　总之，糖尿病患者只要合理调配好自己的饮食，并且治疗得法，就可以像正常人一样工作和生活，而不必节食，在生活中做"苦行僧"。

（闫　倩）

43. 什么情况下糖尿病患者可以吃水果

　　糖尿病患者只要血糖控制平稳就可以吃水果，怎么样叫做血糖控制平稳呢？

让我们用数据来说话,具体是指空腹血糖控制在 7.0 毫摩/升以下,餐后 2 小时血糖控制在 10.7 毫摩/升以下,糖化血红蛋白在 7.5% 以下,血糖相对平稳,不经常出现高血糖或低血糖者,可以吃水果。

这里就需要介绍一个概念——血糖生成指数(GI)。所谓 GI,是指某种食物吃进去吸收后造成人体血糖升高的能力,近年来人们开始关注 GI,一般认为:当 GI<55 时,为低 GI 食物;GI 为 55～75 时,为中等 GI 食物;GI>75 时,为高 GI 食物。高 GI 的食物进入胃肠后消化快、吸收率高,葡萄糖释放快,葡萄糖进入血液后峰值高,导致血糖增高;低 GI 食物在胃肠中停留时间长,吸收率低,葡萄糖释放慢,葡萄糖进入血液后的峰值低,下降速度慢,对血糖影响小。日常生活中常吃的苹果 GI 为 36,柑子、葡萄 GI 为 43,香蕉、猕猴桃 GI 为 52。GI 小于 30 的水果有樱桃、柚子、桃子等,只有少数如芒果、菠萝、西瓜等 GI 高于 55,建议糖尿病患者选择 GI 低的新鲜时令水果。

能否使血糖升高还取决于水果的摄入量,新鲜水果能量是较低的,每 200 克水果含能量 355.64～376.56 千焦,相当于 25 克主食,如果让患者每次吃 100～150 克水果的话,是比较适宜的。一般建议在两餐之间吃少量水果,只要注意不要一次进食大量富含碳水化合物的食物,以免增加胰腺负担就好。

（陈　婕）

44. 糖尿病患者可以喝咖啡吗

咖啡,作为世界三大饮料之一,其浓郁的香味、香醇的口感深受世界各地人们的喜爱。很多糖尿病患者心中一直有着困惑:许多咖啡饮品口感甜腻,那喝了后血糖不就会升高吗？但是,也有研究表明咖啡可以降低患糖尿病风险。那么,糖尿病患者可以喝咖啡吗？

首先,我们寻常所说的咖啡实际上包括咖啡和含咖啡的饮品,咖啡本身热量不高,而含咖啡的饮品常含有大量的糖、乳脂或奶,显然不适宜糖尿病患者的饮用。因此,这里我们所说的都是纯咖啡。

大部分国外研究提示,中等量惯性饮用咖啡的人群罹患 2 型糖尿病的风险明显降低。有研究表明,每日饮用咖啡的量与 2 型糖尿病危险度基本呈负性相关,甚至于每日饮用 6 杯咖啡的人可比不饮用咖啡的人患糖尿病概率降低约 1/3。咖啡降糖机制包括哪些呢？

咖啡中的主要物质就是咖啡因。许多研究表明,咖啡中的咖啡因可在饮用后短时间内引起胰岛素敏感性及糖耐量的降低。但长期惯性饮用咖啡可逐渐增加机体本身对咖啡因的耐受，从而抵抗上述作用。实际上，咖啡的上述改善血糖功效已被证实与所含咖啡因并无绝对联系，不含咖啡因的咖啡同样具有降低糖尿病危险度的作用。而这种作用可能与其中一些生物活性成分减轻胰岛素抵抗、调节糖代谢作用相关。这些活性成分包括氯原酸、木脂素、葫芦巴碱等。例如，氯原酸可以通过减少氧化应激、抑制糖代谢相关酶来减少糖的吸收，从而改善糖代谢。而某些成分能通过对脂肪和肝脏的作用，使血清中的脂联素水平上调、胎球蛋白-A水平下调，改善机体的胰岛素抵抗。此外，咖啡中丰富的矿物质如镁也可以增加机体胰岛素敏感性，从而与降低2型糖尿病危险度密切相关。同时，氧化应激是糖尿病并发大血管、微血管疾病的潜在原因，咖啡可以通过抑制这一过程减少这些并发症的发生和发展。此外，长期中等量饮用咖啡还被证实能有效降低罹患冠心病、心功能衰竭、卒中等心血管疾病危险度、降低死亡率。

但是，很多证据也表明，过量饮用咖啡会增加心血管、胃肠道等其他系统的负担，尤其夜间喝咖啡容易导致失眠。因此，虽然糖尿病患者可以喝咖啡，但饮用咖啡仍需适度，最新的美国营养指南推荐每日饮用3～5杯咖啡是健康饮食的一部分。

（洪　洁）

45. 南瓜可以降糖吗

"吃南瓜降血糖"常作为一种民间疗法被很多糖尿病患者口口相传，更有甚者每日必食而导致皮肤黄染。那么这一说法究竟是否正确呢？事实上，"吃南瓜降血糖"的说法源于一个报道，发现日本一个村庄的居民糖尿病的发病率明显低于周围地区，而他们喜食南瓜，于是便有了"南瓜降糖"的说法。

确实，南瓜是一种营养价值很高的蔬菜，它含有丰富的糖、蛋白质、胡萝卜素等营养成分。其中瓜氨酸、天门氨酸、胡芦巴碱、果胶及多种维生素和微量元素均具有一定的医疗保健作用，比如其所含的钴元素就被认为可能益于胰岛细胞。实际上，南瓜的功效早在《本草纲目》时就有记载，称它有"补中、补肝气、益心气、益肺气、益精气"的作用。

但必须说明的是，作为一种食物，南瓜对血糖的总体影响只能是升高而非降低的。南瓜的碳水化合物含量并不高，其甜度更多来自于果糖，虽然与其他高碳水化合物食物相比，其升血糖能力相对较弱；并且所含的大量果胶亦能增加进食后的饱腹感、延缓胃排空。对糖尿病患者而言，适当进食是完全可以的。但南瓜仍属于高血糖生成指数食物，其血糖生成指数为 75，因此并不建议糖尿病患者一次吃太多，以每日不超过 200 克为宜，同时应适当减少主食摄入。

总之，盲目夸大南瓜的保健功效，甚至试图用其替代降糖药物，而无节制地进食只会适得其反，只有学会科学进食才能最大限度地发挥其保健作用。

（姜　蕾）

46. 糖尿病患者可以吃坚果吗

中国营养学会发布的《中国居民膳食指南（2016）》中强调了食物多样和平衡膳食的重要性，要求中国成年人每周摄入坚果类 50～70 克，每天 10 克左右。糖尿病患者应当如何看待这个建议？

坚果的优点是饱和脂肪酸含量低，含多种有益不饱和脂肪酸。此外，坚果类还富含蛋白质、膳食纤维、维生素和矿物质等多种营养物质，已证明部分营养元素具有抗氧化和抗炎症作用，可改善胰岛素敏感性，降低血压。

人类将坚果作为饮食的一部分，可追溯至远古时代，可作休闲、接待和馈赠，是较好的零食和餐饮原料，可增加糖尿病患者的饱腹感，减低觅食冲动。大规模流行病学研究证实，每周吃两次以上坚果可明显降低高血压风险。此外，坚果摄入可降低心血管疾病的发病危险，改善血脂谱异常。但目前为止还没有充分证据证明有规律的足量坚果摄入能直接降低糖尿病风险，对此还需要进一步的研究。

但作为美味的食物，坚果很容易不知不觉吃过量。过量的坚果会导致能量摄入过量，体重进行性增长，血糖持续增高。因此，在不能合理控制食用量时，食用坚果有害于健康。

综上所述，糖尿病患者如果经常吃坚果，能降低自身高血压和心血管疾病的发病风险，但不宜过量，过量会导致肥胖和血糖升高。建议选择添加少量坚果的混合麦片做早餐，或用小包装坚果取代大包装的瓜子和花生等零食。

（姚莉莉）

47. 得了糖尿病主食摄入越少越好吗

饮食调控是糖尿病治疗的基础，而糖尿病患者在饮食上存在不少误区。饮食误区不排除，就不能获得良好的治疗效果。通常患者在主食方面存在的误区是最多的。

糖尿病患者的胰岛素分泌不正常，不能正常代谢血糖。有些患者觉得血糖来源于碳水化合物，而碳水化合物又主要来自主食，于是就少吃或不吃主食来控制血糖。其实主食不等于"糖"，不必"谈糖色变"。

主食，即我们所说的粮食。谷类食物所含的碳水化合物，是机体最基本的能量来源，也是人体供能的主要成分，人们日常生活的所需能量 50%～60% 都是由碳水化合物供给的，若供应充足，可以减少体内蛋白质的分解，有利于脂肪合成。主食吃得少，很多人喜欢用副食来补。有的人爱吃瓜子、核桃、花生等油脂含量高的零食；有的人只吃菜、不吃饭，菜肴中的油和蛋白质的摄入量都很高，甚至还可能超过米面中淀粉的能量，这也会使能量摄入超标。

不吃碳水化合物，身体只能从另外两大产能营养素（蛋白质和脂肪）那里获取。大量蛋白质被动员，容易发生营养不良，抵抗力下降。尤其是糖尿病患者不吃主食，就可能动员体内的脂肪分解，通过脂肪酸的氧化来供应能量，导致过多的酮体产生。当酮体过剩，会出现酮症，严重时有发生酮症酸中毒的危险。

因此，对于糖尿病患者来说，不吃主食不但无助于控制血糖，而且还有可能影响身体其他脏器的功能。糖尿病的饮食要符合科学依据，并做到粗细搭配，多摄入些抗性淀粉。那种对主食摄入越少越好的说法是不正确的。

（徐　凌）

—— 专家简介 ——

徐　凌

徐凌，上海市杨浦区市东医院内分泌科副主任医师、糖尿病中心副主任；上海医学会糖尿病专科分会饮食与营养治疗学组委员。从事内分泌专业 22 年。

主攻方向：糖尿病及其并发症和甲状腺疾病的诊断和治疗。

48. 糖尿病患者可以食用甜味剂吗

在糖尿病营养治疗中建议控制糖的摄入，但有时为改善食物的口感，可适当添加甜味剂。

葡萄糖、蔗糖、麦芽糖、淀粉糖、乳糖等属于糖类物质，通常视为食品原料，在我国不作为食品添加剂。非糖类的甜味剂按来源可分为天然甜味剂和人工合成甜味剂。天然甜味剂主要有甜菊糖苷、木糖醇、甘草甜素等。甜菊糖苷从菊科植物中提取，甜度是蔗糖的 150～300 倍，产热值仅为蔗糖的 1/300，甜味纯正，曾有致癌争议。木糖醇主要从玉米芯、甘蔗渣等植物原料中提取，甜度是蔗糖的 1.2 倍，在体内代谢不受胰岛素调节而不引起血糖升高，口味清凉，过量食用可能出现腹泻等副作用。甘草甜素是从豆科植物甘草中提取，甜度为蔗糖的 200 倍，虽然天然甘草根含 5％ 蔗糖、2.5％ 葡萄糖，但只需摄入极少量即可满足口感，基本不会升高血糖，其甜味不同于蔗糖，服用时间过长可能引起血压升高、血钾降低。人工合成甜味剂主要有糖精钠、阿斯巴甜等。糖精钠从石油中提炼，甜度是蔗糖的 300～500 倍，价格便宜，由于它食后有苦味及致癌争议，渐被其他甜味剂替代。阿斯巴甜虽 1 克可产生 16.736 千焦的能量，但甜度为蔗糖的 200 倍，少量食用其热量可以忽略，不适用于苯丙酮尿症患者，也曾有致癌、偏头痛等副作用的争议。

　　甜味剂在基本不升高血糖的前提下能满足糖尿病患者对甜味的需求，但也要考虑它潜在的副作用，故建议适当食用。

（隋春华）

—— 专家简介 ——

隋春华

　　隋春华，医学硕士，上海交通大学医学院附属第九人民医院内分泌科副主任医师。

　　临床擅长：糖尿病、甲状腺疾病、肥胖等疾病诊治及危重患者抢救。

49. 糖尿病患者如何吃蔬菜

　　新鲜蔬菜含水量高、热量密度低，富含维生素、矿物质、膳食纤维及多种植物化学物，是 β 胡萝卜素、维生素 C、叶酸、钾、钙、镁的良好来源。中国营养学会建议，健康成年人每日蔬菜摄入量应达到 300～500 克。流行病学研究证实，多吃蔬菜，尤其是绿叶蔬菜，可显著降低 2 型糖尿病的发病风险。

　　增加蔬菜摄入可降低混合膳食的血糖生成指数。与其他食物相比，新鲜蔬菜所含的能量低、碳水化合物含量低但膳食纤维含量较高，因此增加蔬菜的摄入可降低一餐混合膳食的血糖生成指数，即 DGI 值。与低 GI 食物类似，DGI 膳食更有利于餐后血糖控制。研究证实，长期 DGI 膳食可显著降低 2 型糖尿病患者的糖化血红蛋白(HbA_{1c})与体重,有利于患者长期血糖控制。

先吃蔬菜后吃主食有助于餐后血糖控制。研究显示,每天摄入 500 克蔬菜的前提下,改变吃饭的顺序,按照先吃蔬菜-再吃荤菜-最后吃主食的顺序进餐,可显著降低 2 型糖尿病患者餐后血糖,有利于短期、长期血糖控制,降低餐后血糖波动,预防糖尿病患者心血管系统并发症。因此,糖尿病患者应注意调整吃饭的顺序。

如何做到先吃蔬菜后吃主食？长期以来我们都十分习惯吃荤菜、蔬菜下饭的饮食习惯。按照目前的饮食习惯,下饭的蔬菜一般都比较咸,如果不改变烹饪特点,降低盐度,难以做到先吃蔬菜后吃主食。因此,糖尿病患者要改变思想观念,降低烹饪过程中食盐的用量。或者先吃一些凉拌的蔬菜及蔬菜汤等,再吃荤菜,最后吃富含碳水化合物的主食及薯类食物。或者,逐渐改变吃饭的习惯,细嚼慢咽,尽量放慢吃主食的频率和速度。

在蔬菜种类的选择方面,要注意合理搭配,可以按照"3－2－1"蔬菜模式进行搭配。所谓"3－2－1"蔬菜模式,是指每餐可摄入 3 两(150 克)绿叶蔬菜,2 两(100 克)其他类型其他颜色的蔬菜,1 两(50 克)新鲜的或水发的菌藻类。"3－2－1"蔬菜模式具有低热量、高膳食纤维的特点,有助于降低一餐混合膳食的血糖生成指数,有助于餐后血糖控制。

（葛　声）

── 专家简介 ──

葛　声

葛声,医学博士,上海交通大学附属第六人民医院临床营养科主任,主任医师,硕士生导师。

临床擅长：营养不良及慢性代谢性疾病的营养治疗。主攻方向：糖尿病及其并发症的医学营养治疗。

教育 | 与 | 管理

50. 血糖高就是患糖尿病了吗

人体的血糖主要是由胰岛素和胰高血糖素这一对矛盾的激素精细调节。当血液中的葡萄糖浓度低的时候,胰岛的 α 细胞会分泌胰高血糖素,动员肝脏的储备糖原,释放入血液升高血糖;当血液中的葡萄糖浓度过高时胰岛的 β 细胞就会分泌胰岛素,促进葡萄糖转变为肝糖原储备或者促进血糖进入组织细胞,多余的葡萄糖即转变为脂肪。糖尿病患者因为自身胰岛功能减退和或胰岛素抵抗使这一对激素平衡被打破而导致血糖升高。

血糖高不一定就是糖尿病,但糖尿病一定是血糖高。当遇到卒中、心肌梗死、剧烈疼痛、外伤、急性感染等情况时,由于机体处于应激状态,体内升血糖的激素会大量分泌,导致一过性血糖升高。另外,出现肝脏疾病时,肝糖原合成减少,可出现餐后高血糖。

一般情况下,如果测试发现血糖超过正常值(空腹大于 5.6 毫摩/升,餐后血糖大于 7.8 毫摩/升),推荐到医院做葡萄糖耐量试验,进一步明确是否已患糖尿病(空腹≥7 毫摩/升,餐后 2 小时≥11.1 毫摩/升)或处在糖尿病前期(空腹 6.1~7.0 毫摩/升,餐后 2 小时 7.8~11.1 毫摩/升)。

(陈向芳)

—— 专家简介 ——

陈向芳

陈向芳,海军军医大学附属长征医院内分泌科副主任医师、副教授,硕士生导师。中华医学会糖尿病学分会妊娠糖尿病学组委员(筹),上海市医学会糖尿病专科分会委员、糖尿病教育与管理学组副组长等。

临床擅长:糖尿病及并发症、甲状腺疾病、骨质疏松等内分泌疾病诊治。

51. 糖尿病的诊断标准是什么

(1) 有典型的糖尿病症状(包括多尿、烦渴和无其他诱因的体重下降),并且随机血糖≥11.1毫摩/升。随机血糖是指就任意时间的血糖值。

（2）空腹血糖≥7.0毫摩/升（空腹状态定义为至少8小时内无热量摄入）。

（3）口服糖耐量试验（OGTT）时2小时血糖≥11.1毫摩/升（OGTT仍然按WHO的要求进行）。

没有糖尿病的症状而符合上述标准之一的患者，在次日复诊仍符合三条标准之一者即诊断为糖尿病。

此外，2010年ADA糖尿病诊断标准将糖化血红蛋白（HbA_{1c}）≥6.5%纳入糖尿病范畴。

（刘　伟）

52. 糖尿病分哪几型

按照世界卫生组织（WHO）的建议，糖尿病可分为1型糖尿病、2型糖尿病、妊娠糖尿病和其他特殊类型糖尿病四种类型。

（1）1型糖尿病：多发生在儿童和青少年，也可发生于成年人。起病比较急剧，体内胰岛素绝对不足，易发生酮症酸中毒，需终身应用胰岛素治疗。1型糖尿病的病因与发病机制主要是易感人群受到病毒感染、化学物质导致激活T淋巴细胞介导的体液免疫和细胞免疫参与的自身免疫性炎症，导致β细胞绝大部分破坏、功能丧失，使患者自身胰岛素分泌功能大部分丧失，只能依赖靠外源性胰岛素控制血糖。

（2）2型糖尿病：2型糖尿病具有明显的遗传异质性，与遗传和环境关系密切多在成年后发病，约占糖尿病患者90%以上。其发病是由于肝与骨骼肌等外周组织对胰岛素抵抗和/或胰岛素分泌的相对缺乏导致。遗传和不健康的生活方式是2型糖尿病发病的重要因素。可以通过饮食、运动、口服降糖药物控制血糖，血糖控制不佳或病程较长或有急性并发症时需用胰岛素治疗。

（3）妊娠糖尿病：包括孕前糖尿病和妊娠期糖尿病。妊娠期间如果血糖过高，会对母亲及胎儿造成不良影响，一般仅用胰岛素来降低血糖。孕前糖尿病是妊娠前已有糖尿病的患者或者在首次产检时四个标准（①空腹血糖≥7.0毫摩/升；②口服75克葡萄糖耐量试验2小时血糖≥11.1毫摩/升；③伴有典型高血糖症状或高血糖危象，同时随机血糖≥11.1毫摩/升；④糖化血红蛋白≥6.5%）

中任何一个达标者。妊娠期糖尿病是指妊娠期发生的糖尿病异常。此外，需注意如果妊娠期首次发现血糖升高已达到糖尿病标准应诊断为孕前糖尿病而不是妊娠期糖尿病。

（4）其他特殊类型糖尿病：包括胰岛 β 细胞功能缺陷、胰岛素作用缺陷、胰岛外分泌疾病、内分泌疾病、药物或化学无诱导、免疫介导伴糖尿病的其他遗传综合征等，由于发病机制的不同，大多数需要使用胰岛素来治疗。

（刘　伟）

53. 1型、2型糖尿病的区别在哪里

具体区别可参见下表。

项目	1型糖尿病	2型糖尿病
起病	急性起病，症状明显	缓慢起病，常无症状
临床特点	体重下降 多尿 烦渴 多饮	肥胖 有2型糖尿病家族史 高发病率族群 黑棘皮病 多囊卵巢综合征
酮症	常见	通常没有
C肽	低/缺乏	正常/升高
抗体	ICA 阳性 抗- GAD 阳性 ICA512 阳性	ICA 阴性 抗- GAD 阴性 ICA512 阴性
治疗	胰岛素	生活方式、口服降糖药或胰岛素
相关的自身免疫性疾病	有	无

（陈向芳）

54.　2型糖尿病高危因素是指哪些

可参见下表。

不可改变的危险因素	可改变的危险因素
年龄	糖尿病前期（糖耐量异常或合并空腹血糖受损，此为最重要的危险因素）
家族史或遗传倾向	
种族	代谢综合征
妊娠糖尿病史或巨大儿生产史	超重、肥胖、抑郁症
多囊卵巢综合征	饮食能量摄入过高、体力活动减少
宫内发育迟缓或早产	可增加糖尿病发生风险的药物
	致肥胖或糖尿病的社会环境

（陈向芳）

55.　糖尿病的发病机制是什么

糖尿病的发病机制归根结底是由多种原因导致胰岛素抵抗和或胰岛素缺乏而引起的血糖升高。其原因与遗传、环境因素（包括生活方式、年龄）及种族有密切关系。

（1）遗传因素：1型和2型糖尿病均具有家族性发病倾向。1型糖尿病的遗传缺陷表现在1型糖尿病有多个DNA位点参与发病，其中以人第6对染色体的HLA抗原基因中DQ位点多态性关系最为密切。在2型糖尿病中已发现多种明确的基因突变，如胰岛素基因、胰岛素受体基因、葡萄糖激酶基因、线粒体基因等。

（2）环境因素：1型糖尿病患者存在免疫系统异常，在其血液中可检测出多种自身免疫抗体，如谷氨酸脱羧酶抗体（GAD抗体）、胰岛细胞抗体（ICA抗体）等。这些异常的自身抗体在某些病毒如柯萨奇病毒、风疹病毒、腮腺病毒等感染后导致自身免疫反应，快速破坏胰岛素 β 细胞使其功能衰竭。进食过多与体力活动减少是导致2型糖尿病最主要的环境因素。摄入高热量及结构不合理（高脂肪、高蛋白、低碳水化合物）膳食导致肥胖，而缺乏体育运动，胰岛素抵抗会进行性加重，进而导致胰岛素分泌缺陷和2型糖尿病的发生。应激也会导致2型糖尿病的发生。应激包括长期的紧张、劳累、精神刺激、外伤、手术、分娩、其他重大疾病，以及长期使用升高血糖的激素等。此外，老龄化也归类于 2 型糖尿病最主要的环境因素之一。

（3）种族因素：与白种人及亚洲人比较，2 型糖尿病更容易在土著美洲人、非洲-美洲人及西班牙人群中发生。

（刘　伟）

56. 糖尿病患者一般会有哪些临床表现

糖尿病患者典型表现是代谢紊乱引起的"三多一少"症状，即多尿、多饮、易饥、多食、体重减轻或消瘦等临床表现。1 型糖尿病多为青少年和儿童，发病较急，"三多一少"症群明显，易发生酮症酸中毒。2 型糖尿病占绝大多数，主要见于成年人和老年人，发病大多隐袭，呈慢性经过，早期常无明显症状。由于大量葡萄糖从尿液排出，引起渗透性利尿，排尿的次数和量增多。多尿引发体液的丢失，导致口干，随之患者的饮水量大量增多。

口干往往是糖尿病患者最先表现的早期症状。由于大量葡萄糖通过尿液排出体外，机体吸收不到足够的能量维持身体的基本需求，常常会感到饥饿。如果长期血糖得不到控制，患者往往表现为体重减轻、消瘦。此外，在充分休息后仍感乏力，视物模糊或短时间内视力急剧下降，皮肤轻微的损伤后愈合速度很慢甚至经久不愈，反复的泌尿系统感染，皮肤瘙痒特别是老年女性外阴瘙痒等，都可能与糖尿病密切相关，应早期就诊，并倡导每年按时体检。

（杨架林）

—— 专家简介 ——

杨架林

杨架林，复旦大学附属闵行医院内分泌科主任、国家药物临床试验机构闵行医院内分泌专业负责人、医学博士、主任医师、硕士生导师。现任上海市医学会糖尿病专科分会糖尿病教育与管理学组委员。

临床擅长：糖尿病、肥胖、甲状腺等疾病的诊治。

57. 糖尿病有哪些急性和慢性并发症

（1）糖尿病急性并发症：是指糖尿病急性代谢紊乱，包括糖尿病酮症酸中毒、高渗性高血糖状态，重症可以昏迷，以及在糖尿病降糖治疗过程中出现的低血糖症或由此引发的昏迷和乳酸性酸中毒。

1）糖尿病酮症酸中毒的常见诱因为急性感染或胰岛素不当减量或突然中断等，主要表现有食欲减退、恶心、呕吐、深大呼吸、呼气有烂苹果味、尿量减少、皮肤干燥、眼球下陷、头痛、烦躁、意识障碍等。

2）高渗性高血糖状态或昏迷多见于老年人，因高血糖引起血浆高渗性脱水和进行性意识障碍的临床综合征，有或未知有糖尿病史者，病死率较高。

3）乳酸性酸中毒目前发生率极低，多由于患者肝肾功能不全而又口服大剂量双胍类降糖药，常见于老人。

4）低血糖及其昏迷是糖尿病治疗过程中最常见、也是最重要的急性并发症。低血糖对机体的影响以神经系统为主，交感神经受低血糖刺激后，可引起心动过速、烦躁不安、面色苍白、大汗淋漓和血压升高等交感神经兴奋的症状。大脑的主要能量来源是葡萄糖，较长时间的重度低血糖可严重损害脑组织。

（2）糖尿病慢性并发症：主要为大血管病变（包括心脏、脑血管、下肢血管病变）、微血管病变（糖尿病视网膜病变、糖尿病肾病、糖尿病性神经病变）等，是糖尿病防治的重点和难点。

1）糖尿病性心脑大血管病变导致的心肌梗死、脑梗死是糖尿病最严重而突出的病变，是 2 型糖尿病的主要死亡原因。

2）糖尿病性视网膜病变有视物模糊，视力下降、失明等，其进展与糖尿病患病时间的长短、血糖、血压、血脂的控制情况和个体的差异性均有关系。1 型糖尿病发生糖尿病视网膜病变早且严重，2 型糖尿病发生视网膜病变相对要晚一些。

3）糖尿病肾病：根据病程和病理生理演变过程可分为五期。

肾小球高滤过和肾脏肥大期：本期没有病理组织学损伤。

正常白蛋白尿期：肾小球滤过率（GFR）高出正常水平。肾脏病理表现为肾小球基底膜（GBM）增厚，系膜区基质增多，可出现间断微量白蛋白尿，运动后尿白蛋白排出率（UAE）升高（>20 微克/分）或患者休息时晨尿或随机尿白蛋白与肌酐比值（ACR）正常（男<2.5 毫克/毫摩，女<3.5 毫克/毫摩），休息后恢复正常。如果在这一期能良好的控制血糖，患者可以长期稳定于该期。

早期糖尿病肾病期：又称"持续微量白蛋白尿期"，GFR 开始下降到正常。肾脏病理出现肾小球结节样病变和小动脉玻璃样变。UAE 持续升高至 20～200 微克/分，ACR 为 2.5～30 毫克/毫摩(男)、3.5～30 毫克/毫摩(女)，从而出现微量白蛋白尿。本期患者血压升高，经 ACEI 或 ARB 类药物治疗，可减少尿白蛋白排出，延缓肾脏病进展。

临床糖尿病肾病期：病理上出现典型的 K－W 结节。持续性大量白蛋白尿(UAE＞200 微克/分)或蛋白尿大于 500 毫克/日，约 30％患者可出现肾病综合征，GFR 持续下降。

终末期肾衰竭：GFR＜10 毫升/分。尿蛋白量因肾小球硬化而减少，尿毒症症状明显，需要透析治疗。

4）糖尿病性神经病变：最常见的是糖尿病周围神经病变，表现为感觉异常，如四肢有手套、袜套样麻木感，对冷热不敏感，痛觉迟钝；皮肤烧灼感、针刺样、刀割样、电击痛等，在夜间更为明显。此外，糖尿病神经病变还包括糖尿病自主神经病变，可累及心血管系统、泌尿生殖系统、胃肠道及调节和泌汗等功能。如心血管系统可表现为心动过速、直立性低血压、无痛性心肌梗死等；泌尿生殖系统表现为尿潴留、性功能障碍等；在胃肠道表现为腹胀、早饱、餐后不适、恶心、呕吐、上腹痛、烧心；调节和泌汗等功能失调，如足部无汗、皮肤干裂，更易促进溃疡的发生。

（杨架林）

58. 糖化血红蛋白和平时测得的血糖有什么关系

血糖是从食物中的碳水化合物分解代谢到的血液中的葡萄糖。血糖测试结果反映的是即刻的血糖水平，它包括空腹血糖和餐后血糖，是反映某一具体时间的血糖水平，容易受到进食和糖代谢等相关因素的影响。糖化血红蛋白是血糖和血红蛋白结合而成，是不可逆反应，并与血糖浓度成正比，通常可以反映患者近 8～12 周的血糖控制情况。糖化血红蛋白是国际公认的糖尿病监控"金标准"。如果空腹血糖或餐后血糖控制不好，糖化血红蛋白就不可能达标，是判定糖尿病长期控制的良好指标。

（陈向芳）

59. "饮食控制"不等同于"饮食限制"

大多数的糖尿病患者都会在诊断疾病时被告知要"饮食控制"。为了减轻胰岛负担,缓解高血糖症状,饮食控制一定是糖尿病治疗的首要和基础措施。但是,这里的"饮食控制"可不是大家认为的"饮食限制",即"不能吃、不能喝"。真正意义上的"饮食控制"是指控制每日饮食总量、调整饮食结构、确保最基本的营养素供应。根据《中国糖尿病防治指南(2016)》的要求,糖尿病患者要遵循六大原则：①饮食清淡;②少量多餐;③戒烟限酒;④控制总热量;⑤合理安排各种营养成分;⑥食物品种应多样化。

（贾　芸）

—— 专家简介 ——

贾　芸

贾芸,上海交通大学医学院附属仁济医院内分泌科糖尿病专科副主任护师,主要从事糖尿病自我管理健康教育工作。

兼任中华护理学会糖尿病护理专业委员会委员,上海市护理学会内科专业委员会副主任委员兼糖尿病学组组长,仁济医院健康教育专业委员会常务主任。

60. 糖尿病患者应该避免食用哪些营养品

老百姓嘴里的"营养品"指的是"保健营养品",得了糖尿病能否吃保健品是病友们非常关心的话题。首先要申明的是,糖尿病的关键问题是体内的胰岛素分泌不足或者降糖功能衰退,而保健品不具备改善这一功能的作用,所以它不降血糖,也无法控制血糖。如果广告说某保健品可以降糖,可能其中加了一定量的降糖药。有部分病友担心药物的副作用,就不惜高价购买保健品,以此代替正规用药,不仅会耽误了正常治疗,而且延误了病情的有效控制。

（贾　芸）

61. 胰岛素注射需要注意哪些细节

(1) 注射时间：注射胰岛素的时间与饮食的时间息息相关,胰岛素按起效的快慢和作用时间的长短分为超短效、短效、中效、长效以及预混胰岛素。例如预混胰岛素和常规胰岛素需餐前 30 分钟注射,超短效胰岛素可餐前立即注射,中效和长效胰岛素可放在临睡前注射,等等。

(2) 注射部位：胰岛素的注射最常用的部位是上臂外上侧、腹部、大腿前外侧和臀部外上 1/4 部位,这些部位的皮下脂肪组织有利于胰岛素的吸收,神经末梢分布得较少,注射的不舒适感觉也相对较少。其中腹部是胰岛素注射优先选择的部位,因胰岛素在腹部的吸收率最高,吸收的速度最快,又不受四肢运动的影响,特别适于超短效和常规胰岛素。臀部的吸收较慢,适用于中长效胰岛素。

（3）部位轮换：注射胰岛素应当选择未破损的皮肤,按照左右对称轮换的原则,有规律地更换注射部位和区域。两次注射部位需间隔至少 1 厘米,腹部注射需避开肚脐周围 5 厘米。

（4）进针角度：为了保证胰岛素的吸收和起效时间,一般采用皮下注射,即注射在脂肪层内。根据皮下脂肪层的厚度不同,进针的角度会有所不同。①偏瘦者和儿童：捏起皮肤,呈 45 度角进针;②适于正常体重者、偏重青少年和肥胖者大腿部位：捏起皮肤,呈垂直进针;③适于肥胖者的腹部：不捏起皮肤,呈垂直进针。

（5）药物存储：未开封的胰岛素适宜存储在 2～8℃ 的冰箱冷藏室中,直到有效期结束;已开封正在使用中的胰岛素可以放在 25℃ 的室温下,不可日晒或靠近任何热源,也可以放冰箱冷藏,但注射前务必提前 15～30 分钟取出,回温后注射以免影响局部吸收和导致注射疼痛。

（6）避免低血糖：在注射期间最担心的是低血糖事件,发生的原因注射剂量与血糖不匹配、空腹运动、注射胰岛素后忘记进餐时间、过度运动等。当出现虚汗、无力、心悸、饥饿感、烦躁、头晕目眩、昏倒等,可能是低血糖的先兆症状。请立即测血糖,如果血糖低于 3.9 毫摩/升时必须进含有 15 克碳水化合物的食物（参见本书第 90 页）,间隔 15 分钟后测得血糖大于 3.9 毫摩/升时就说明自救成功。切忌不要单凭症状判断是否是低血糖,很多病友会因此吃下很多食物导致之后的血糖急剧飙升,这样不利于血糖的控制。另外,建议病友在外出时随身携带一张记有自身病情和使用降糖药物的卡片,当紧急情况发生时,便于旁人施救。

（贾　芸）

62. 刚接受胰岛素注射的患者如何避免心理性抵抗

心理性抵抗是指患者应不愿意注射胰岛素而在心里表示抵触,并未出现身体状况的变化。大部分注射的病友都经历过,所担心的都差不多,不同的是心理性抵抗程度和持续时间。长时间的心理抵抗会延误或错过了最好的治疗时间,不利于血糖的控制。为了避免这种情况发生,希望病友们做到以下两点。①尽早参加糖尿病防治教育活动,学习胰岛素相关知识,消除各种顾虑和误区,积极配合医生及时接受胰岛素治疗;②主动交识胰岛素注射病友,与他们交流经验和感受,有助于病友们克服恐惧和害怕,树立治疗的信心。

（贾　芸）

63. 如何预防糖尿病足的发生

预防糖尿病足的首要措施就是积极控制血糖,这是前提和关键。其次,要养成以下良好的足部卫生习惯。①保持清洁：每日用温水或柔和的香皂洗足;②避免受损：洗脚水温不超过 40℃,绝对不能用热水泡足而造成烫伤,寒冬时切忌用热水袋、暖水壶或电热毯保温,以免足部烫伤。③保持干燥：足洗净后用干毛巾擦干,尤其是足趾缝间。④保护皮肤：用中性护肤油、膏、霜涂抹足部皮肤,但不要涂抹于趾缝间。⑤选择袜子：选择全棉或羊毛浅色袜子,穿脱时不易发生静电效应损伤皮肤。⑥足部检查：每天要检查足跟、足底、趾缝,看有无溃破、裂口、擦伤和水疱等,如果发现足部病变应及时求医,妥善处理,切不可等闲视之,贻误了治疗时机。⑦鞋子选择：宽松、合脚很重要,鞋底不宜太薄太硬,不宜穿尖头鞋、高跟鞋、暴露足趾、露足跟的凉鞋,切忌赤足走路或穿拖鞋外出,穿鞋前应检查鞋内有无沙石粒、钉子等杂物,以免脚底出现破溃。⑧足部问题：足部的鸡眼、胼胝、皲裂等不宜自行处理,应请医生处理。

（贾　芸）

64. 为什么说糖尿病神经病变是隐形杀手

糖尿病的神经病变是由于长期高血糖引起体内代谢紊乱、微循环障碍,造成神经缺血、缺氧而发生的。最不利之处在于神经细胞的破坏是持续、缓慢、无感觉,当患者有所感觉时病变已恶化而造成无法挽回的后果。糖尿病神经病变在糖尿病患者中患病率约为 30％,也是导致其他并发症的重要原因。神经系统遍布全身,因此糖尿病神经病变会波及各组织器官。最常见的神经病变在外周神经,手、足通常先受影响,有病友感觉皮肤似穿了长袜和手套的异样感觉;其次是自主神经病变会影响病友心脏、血管、膀胱、肺、胃肠道、生殖器官等的功能;中枢神经病变主要反映在认知功能受损,严重降低病友们的生活质量。

（陈向芳）

65. 低血糖自救"15/15"口诀是怎么回事

为了纠正病友处理低血糖的误区，使自救快捷有效，国际上用"15/15"口诀帮助病友们记忆。第一个"15"是指当病友出现低血糖症状时（头晕目眩、饥饿、出冷汗、烦躁不安、颤抖、眼发黑、站立不稳、昏倒等）先测量血糖，如果血糖低于3.9 毫摩/升，需立即吃含有 15 克碳水化合物的食物（3～4 块饼干、1～2 片切片面包、1/4 只馒头、半杯糖水或甜饮料等）；第二个"15"是指进食后安静休息，不要走动，耐心等待血糖上升，15 分钟后再测血糖。当血糖水平升高到 3.9 毫摩/升以上时，说明低血糖自救成功，不宜继续进食。

（陈向芳）

66. 糖尿病综合治疗"五驾马车"是指什么

所谓的综合治疗"五驾马车"，是从病友自我管理的角度总结的，一旦得了糖尿病，治疗不仅仅局限在药物治疗上，病友们还要合理膳食、积极运动、定期监测血糖、接受教育和心理调节。因为这些措施的落实缺一不可，任何一个没有做好都不可能使血糖、血压、血脂等达到理想的控制目标，所以把这些措施列为治疗措施代表了它们的重要性和不可或缺。无论您是 1 型还是 2 型糖尿病患者，都必须坚持贯彻综合治疗"五驾马车"是治疗糖尿病的基本原则。

（陈向芳）

67. 糖尿病的治疗药物有哪些

糖尿病的药物按作用机制分为双胍类、磺脲类、格列奈类、α 葡萄糖苷酶抑制剂、噻唑烷二酮类、DPP－4 抑制剂、GLP－1 受体激动剂、钠-葡萄糖共转运蛋白 2 抑制剂、胰岛素及其类似物等。

（1）双胍类：目前临床常用的双胍类是盐酸二甲双胍，它是各大指南一致推荐的首选药物，如果没有禁忌证或者药物不耐受，都可以作为第一选择，尤其是对于合并肥胖的患者更是不二选择。其主要通过改善肝脏、肌肉和脂肪组织的胰岛素抵抗，抑制肝糖原异生和分解，从而达到降低空腹血糖以及空腹胰岛素水平。主要副作用：胃肠道反应，如腹泻、恶心、呕吐、胃胀、乏力、消化不良等腹部不适较为常见;维生素 B_{12} 缺乏;乳酸性酸中毒(罕见),等等。

(2) 磺脲类(SU):磺脲类药物为磺脲类胰岛素促泌剂,是一个拥有众多成员的大家族,是最早投入到临床使用的口服降糖药,也是目前 2 型糖尿病治疗领域中应用最为广泛的降糖药物之一。第一代磺脲类药物包括甲苯磺丁脲(D-860)、氯磺丙脲、醋磺己脲、妥拉磺脲等。老年人及肝肾功能不全者禁用。现已逐渐被第二代磺脲类药物取代,目前临床上已经几乎不用。第二代磺脲类药物主要有格列本脲(优降糖)、格列吡嗪(美吡达)、格列齐特(达美康)、格列喹酮(糖适平)等。第三代磺脲类药物为格列美脲(亚莫利、万苏平等)。磺脲类药物根据作用时间长短又可分为短、中、长效三种。此外,还有一些特殊剂型如格列吡嗪控释片、格列齐特缓释片。用于经饮食和运动不能有效控制高血糖的 2 型糖尿病患者,也可用于二甲双胍等不能有效控制高血糖的 2 型糖尿病患者单独替换或联合降糖。主要副作用是低血糖以及体重增加。

(3) 格列奈类:为非磺脲类胰岛素促泌剂,本类药物可以恢复胰岛素的早相分泌,有效降低餐后血糖,具有吸收快、起效快和作用时间短的特点。可使 HbA_{1c} 降低 $0.3\%\sim1.5\%$。需在餐前即刻服用。用于经饮食和运动不能有效控制高血糖的 2 型糖尿病患者单独或联合降糖。常见副作用是体重增加、低血糖。

(4) α 糖苷酶抑制剂:在 2013 版的《中国 2 型糖尿病防治指南》中,α 葡萄糖苷酶抑制剂是备用一线降糖药,也就是说,如果不适合二甲双胍治疗的患者,除了选择胰岛素促泌剂以外,也可以选择 α 糖苷酶抑制剂作为一线用药。这类药物通过竞争性抑制麦芽糖酶、葡萄糖淀粉酶及蔗糖酶,达到降低餐后血糖的疗效,长期使用后亦可降低空腹血糖,可能与改善胰岛素敏感性有关,单独使用不引起低血糖。这类药物延缓碳水化合物的吸收,而不抑制蛋白质和脂肪的吸收,一般不引起营养吸收障碍,几乎没有对肝肾的副作用和蓄积作用。其常用药物有阿卡波糖、伏格列波糖和米格列醇三类。常见副作用是腹胀、排气增多。

(5) 噻唑烷二酮类:主要通过提高靶组织对胰岛素作用的敏感性而降低血糖,可减少外周组织和肝脏的胰岛素抵抗,增加依赖胰岛素的葡萄糖的处理,并减少肝糖的输出,改善糖代谢及脂质代谢。单独使用不引起低血糖,常与其他类口服降糖药合用,能产生明显的协同作用。其常用药物有马来酸罗格列酮、吡格列酮。常见副作用是体重增加和水肿。对本药有过敏史者;心功能分级为 3 级或 4 级的心力衰竭患者;既往曾有应用曲格列酮导致黄疸的患者;血清谷丙转氨酶(ALT)高于正常上限 2.5 倍的患者不应使用。

(6) DPP-4 抑制剂:可有效抑制二肽基肽酶 4 的活性,阻止内源性胰高血糖素样肽 1(GLP-1)的裂解,从而通过影响胰腺中的 β 细胞促进胰岛素分泌、同

时抑制胰岛 α 细胞分泌胰升糖素,参与了机体血糖的调节。由于其降血糖的机制是葡萄糖依赖性的,因此低血糖的发生率较低,对体重基本无影响。目前在中国上市的 DPP-4 抑制剂包括西格列汀、沙格列汀、维格列汀、利格列汀和阿格列汀。

(7) GLP-1 受体激动剂/类似物:胰高血糖素样肽(GLP-1)是葡萄糖依赖性肠促胰素中主要的一种。GLP-1 受体激动剂以葡萄糖浓度依赖性的方式增强胰岛素分泌、抑制胰高血糖分泌、延缓胃排空,还可以通过中枢性的食欲抑制来减少进食量,具有减轻体重的作用。2005 年,美国食品药品监督管理局批准皮下注射制剂使用,如艾塞那肽、利拉鲁肽,适用于二甲双胍、磺酰脲类等联合应用不能充分控制血糖的 2 型糖尿病患者。

(8) 钠-葡萄糖共转运蛋白 2 抑制剂:钠-葡萄糖共转运蛋白 2 抑制剂(SGLT-2i)是近年来上市的一类新的降糖药物,目前有达格列净、坎格列净、恩格列净等,已经先后在欧美、日本等地上市,可单独一天一次口服用药或联合其他降糖药用于 2 型糖尿病治疗。由于 SGLT-2i 独特的降糖作用机制,不依赖胰岛素分泌,因此低血糖风险低,且在降糖的同时可以减轻体重;由于其渗透性利尿作用,还可以减少水钠潴留,减轻心脏前负荷,有降低血压的作用。但此类药物在既往有反复生殖系统感染及泌尿系统感染时应慎用。SGLT-2i 不仅具有降糖作用,同时给 2 型糖尿病患者带来更多的心血管获益,是口服降糖药中冉冉升起的一颗新星之一。

(9) 胰岛素:是控制高血糖的重要手段之一,1 型糖尿病患者以及 30%～40%的 2 型糖尿病患者需要使用胰岛素。在 2 型糖尿病中,重症患者(如酮症酸中毒)、口服药物控制不佳者、合并急慢性并发症者、大手术等应激状态,或者初发血糖较高者均需要选择胰岛素治疗。

1) 分类:根据化学结构和来源分类,胰岛素可分为动物胰岛素、人胰岛素和胰岛素类似物三大类。根据作用特点和起效时间分为:超短效胰岛素类似物、短效胰岛素(常规胰岛素)、中长效胰岛素、长效胰岛素类似物、预混胰岛素、预混胰岛素类似物等。

超短效(速效)人胰岛素类似物:餐前即刻注射,皮下注射起效时间 10～20 分钟,最大作用时间为注射后 1～3 小时,作用持续 3～5 小时,和常规胰岛素相比,它更符合胰岛素的生理分泌模式,餐前注射吸收迅速,达峰值时间短,能更有效地控制餐后血糖。

短效(常规)胰岛素:唯一可以静脉注射的胰岛素。皮下注射 30 分钟起效,故需要餐前 30 分钟皮下注射,2～4 小时达峰值,作用持续 6～8 小时。短效胰岛素由于在皮下存在一个吸收过程，不如超短效胰岛素峰形尖锐，与人生理性胰岛素分泌模式有一定的差异，进餐时间提前易导致血糖控制不佳，若延后则易发生低血糖。

中效胰岛素：皮下注射后缓慢吸收，平均 1.5 小时起效，4～12 小时达峰值，作用持续时间 18～24 小时，中效胰岛素常用于胰岛素强化治疗方案中睡前给药，以控制夜间和清晨空腹血糖。

长效胰岛素：作用持续时间更长，皮下注射 3～4 小时起效，12～20 小时达峰值，作用维持 24～26 小时。其缺点是吸收不稳定，导致药效亦不稳定，目前已很少应用。

超长效人胰岛素类似物：皮下注射后可 24 小时保持相对恒定浓度，无明显峰值出现。可在一日当中任何时间注射，起效时间为 1.5 小时，作用可平稳保持 24 小时左右，更适合于基础胰岛素治疗，不易发生夜间低血糖。

预混胰岛素及类似物：短效人胰岛素与中效胰岛素按一定比例(3∶7 或 5∶5等)混合，餐前 30 分钟皮下注射。类似物餐前即可注射。

2) 使用原则和剂量调节：在饮食治疗的基础上进行，目前主张按以下方法使用：1 型糖尿病：0.5 单位/(千克·日)；2 型糖尿病：0.2～0.3 单位/(千克·日)。

每日分早、中、晚餐前用短效或超短效胰岛素，以后每日视血糖或尿糖调整。早、中、晚三次短效胰岛素剂量分配一般为早餐前略多于全日量的 1/3，中餐前略低于 1/3，晚餐前 1/3。因黎明前体内升糖激素增高，晚餐前用量过大易发生夜间低血糖，因而导致早晨反应性高血糖(苏木杰效应)。

3) 副作用：低血糖、局部反应(皮下硬结、红晕、瘙痒、疼痛、皮下脂肪萎缩)；全身过敏反应(荨麻疹、血管神经性水肿、紫癜，甚至过敏性休克)；胰岛素浮肿(胰岛素有钠、水潴留作用)；屈光不正(由于晶状体渗透压随血糖起落而改变)。

4) 具体应用方案推荐：从 2004 年版到 2013 年版，《中国 2 型糖尿病治疗指南》历经 4 版，胰岛素治疗理念不断变迁，随着中国人群的循证医学证据日渐丰富，胰岛素治疗方案从最初的补充治疗、替代治疗细化为目前的起始治疗方案、强化治疗方案和新诊断 2 型糖尿病的短期强化治疗方案，应用更为灵活，强调个体化。

（葛 军）

葛 军

葛军,上海市杨浦区市东医院内分泌科主任、糖尿病与饮食健康研究所负责人,主任医师,硕士研究生导师,现任上海市医学会糖尿病专科分会委员,中国疾病预防控制中心基层糖尿病教育学组副组长,上海市糖尿病康复协会常务委员。

临床擅长:糖尿病、甲状腺等内分泌代谢疾病的诊治。

68. 实施《2 型糖尿病患者自我管理教育与支持》(DSME/S)的意义是什么

2015 年,美国糖尿病学会(ADA)、美国糖尿病教育协会(AADE)与美国营养和饮食学会(AND)联合发布了《2 型糖尿病患者自我管理教育与支持》(DSME/S),旨在改善患者糖尿病管理、教育经历以及健康状况,减少糖尿病相关医疗费用。2016 年,ADA 大会对此进行了全新解读。声明对 DSME/S 的基本原则、时机、方式和类型进行了详细的总结。DSME/S 能够为糖尿病患者带来综合获益,可改善健康结局,如使 HbA_{1c} 降低＞1%、减少并发症的发生发展、降低住院与再入院率;带来更健康的饮食与运动习惯;增加健康处理能力、改善生活质量、降低糖尿病相关的苦恼与抑郁。

实施 2 型糖尿病患者自我管理教育与支持(DSME/S)有四个关键时机:①2 型糖尿病确诊时;②糖尿病年度病情评估时;③出现影响自我管理的新复杂因素时;④护理方案发生改变时。

DSME/S 的指导原则与关键要素涵盖以下五个方面,同时还纳入患者互动与解决问题相关话题的特殊建议。①参与(提供 DSME/S 并关注患者的生活、喜好、优势、文化、经验和能力);②信息共享(确定患者对日常自我管理决策的需求);③心理和行为支持(解决患者的心理和行为问题);④与其他治疗相结合(参考和整合其他疗法);⑤跨专业护理/医疗机构护理和社区组织的协调(确保协作医疗和治疗目标协调)。

(贾 芸)

69. 为什么提倡以糖尿病患者为中心的个体化治疗

　　糖尿病患者的病因不同、病程不同，并发症的情况也不一致；此外，患者的年龄差异，患者的偏好、需求和价值观等也有不同，因此提倡以糖尿病患者为中心的个体化治疗方案，提高治疗的依从性，兼顾风险与获益的平衡。具体可从年龄、低血糖风险、体重、肝肾功能等方面有所考量。

　　（1）年龄：老年糖尿病患者一般患糖尿病时间较长，并且常常合并高血压、冠心病、高脂血症等其他疾病，同时多种药物同时服用，易发生药物间相互作用。在控制血糖的过程中容易发生低血糖且对低血糖的反应性减弱，因此对于老年糖尿病患者，应根据患者的具体病情选择降糖效果相对温和且低血糖风险更小的药物，同时要避免药物间的相互作用，从而使患者更好地从降糖治疗中获益。

　　（2）低血糖风险：对于糖尿病合并有心血管疾病，或特定职业（如司机等）患者，一旦发生严重低血糖，将导致心肌梗死、脑梗死、车祸等危及自身和或他人生命的情况下，要尽可能地选择低血糖风险低的降糖药。

　　（3）体重：2型糖尿病患者中大多数存在超重或肥胖，其心血管疾病的风险也较高，还会增加患上骨关节病变，甚至肿瘤等风险。因而在临床药物选择中更应该根据患者的体形特征，选择在有效降糖的同时能够减重或者不增加体重的降糖药物。

　　（4）肝肾功能不全：对合并有肝功能和或肾功能损害的糖尿病患者，血糖管理比较困难，降糖治疗用药受限，而且易发生低血糖风险。因此，需要选择合适的降糖药物，不会加重肝肾负担，并且低血糖风险低。

　　此外，对于高龄老年人或者恶性肿瘤晚期且预期寿命不超过5年者可适度放宽降糖的标准。

　　总之，糖尿病患者的治疗方案是以患者为中心的个体化治疗。个体化差异很大，临床用药一定要综合考虑患者年龄、危险因素、合并症等，采取个体化的治疗方案，掌握药物有效性和安全性信息，兼顾风险与获益的平衡，根据每例患者的具体情况进行综合判断。

（贾　芸）

70. 糖尿病综合管理目标是什么

　　2型糖尿病患者常合并代谢综合征的一个或者多个组分，如高血压、血脂异常、肥胖症等。随着血糖、血压、血脂等水平的增高及体重的增加，2 型糖尿病并发症的发生风险、发展速度以及其危害将显著增加。因此，应针对 2 型糖尿病患者采用科学、合理、基于循证医学的综合性治疗策略，包括降糖、降压、调脂、抗凝、控制体重和改善生活方式等。2 型糖尿病患者理想的综合控制目标详见下表。

检测指标	目标值
血糖（毫摩/升）	
空腹	4.4～7.0
非空腹	≤10.0
HbAI$_c$（%）	<7.0
血压（毫米汞柱）	<140/80
总胆固醇（毫摩/升）	<4.5
HL－C（毫摩/升）	
男性	>1.0
女性	>1.3
三酰甘油（毫摩/升）	<1.7
LDL－C（毫摩/升）	
未合并冠心病	<2.6
合并冠心病	<1.8
体重指数（千克/米^2）	<24
尿白蛋白/肌酐比值	
男性	<2.5
女性	<3.5
或：尿白蛋白排泄率	<20 微克/分（30 毫克/24 小时）
主动有氧活动（分钟/周）	≥150

（刘　伟）

71. 如何预防糖尿病

要有效地预防糖尿病的发生，一定要贯彻"三级预防"的方针。一级预防是指预防糖尿病的发生；二级预防是已确诊糖尿病患者预防糖尿病并发症的发生；三级预防延缓糖尿病并发症的发展，降低糖尿病慢性并发症导致的致残率和致死率。

（1）糖尿病的一级预防：提倡健康生活方式，如合理饮食、适量运动、戒烟限酒、保持平和健康的心态。控制肥胖是预防糖尿病的关键。不良的饮食习惯、体力活动减少、大量饮酒、精神紧张以及糖尿病家族史等，都可能与糖尿病的发病有关。了解糖尿病的诱发因素，提高自觉防治意识，控制发病因素，可大大降低糖尿病特别是 2 型糖尿病的发病。

（2）糖尿病的二级预防：糖尿病的二级预防的关键是尽早地发现糖尿病，尽可能地控制和纠正患者的高血糖、高血压、血脂紊乱和肥胖，以及吸烟等致并发症的危险因素。要综合饮食、运动、药物等手段，将血糖长期平稳地控制在正常或接近正常的水平。对于新诊断和早期 2 型糖尿病患者严格控制血糖可以降低糖尿病并发症的发生风险。对于具有心血管高危因素但没有明确糖尿病大血管和微血管并发症的 2 型糖尿病患者可采取降糖、降压、以降低低密度脂蛋白为主的调脂和应用阿司匹林治疗，来预防糖尿病慢性并发症的发生。

（3）糖尿病的三级预防：目前已有充分的临床研究表明，2 型糖尿病已发生心血管疾病的患者不管是单独或联合降压、调脂或者阿司匹林治疗策略，都能降低其再发心血管疾病及死亡风险。对于糖尿病肾病患者降血压方案特别是应用血管紧张素转化酶抑制剂（ACEI）或血管紧张素 Ⅱ 受体拮抗剂（ARB）类药物可以显著降低糖尿病肾病的进展。但是对于高龄、糖尿病病程较长且以发生糖尿病心脑大血管病变的情况下，应采用个体化的以患者为中心的降糖、降压、调脂和阿司匹林的综合治疗措施，来降低糖尿病大血管病变和微血管病变发生和发展的风险。

（陈向芳）

血 | 糖 | 监 | 测

72. 糖尿病患者为什么要监测血糖

糖尿病是以高血糖为主要表现的一种疾病，糖尿病治疗的目标就是通过控制高血糖和其他代谢紊乱来防止出现糖尿病急性并发症，预防糖尿病的慢性并发症，提高生活质量。因此，血糖监测是糖尿病治疗的重要部分，血糖监测的结果有助于正确评价糖尿病患者糖代谢紊乱的严重程度，从而制定合理降糖方案，同时又是降糖治疗疗效判断的重要指标，以便于指导治疗方案的调整。

目前临床上最常用的血糖监测包括自我血糖监测（SMBG）和糖化血红蛋白（HbA_{1c}）测定。SMBG 一般使用毛细血管血糖仪，可以反映实时血糖水平，用于了解血糖控制和波动情况，既是调整血糖达标的重要措施，又是减少低血糖风险的重要手段。糖尿病患者需要通过生活方式的干预来控制血糖，不同的运动方式和饮食对不同的人群血糖的影响也是不一样的，通过自我监测运动或饮食前后血糖的变化就可以找到适合自己的运动和饮食方式。对于使用口服降糖药物或胰岛素的患者，多点的自我血糖监测（包括三餐前后及睡前）可以帮助医生更全面精准地掌握患者病情的细小变化，及时调整降糖方案。HbA_{1c} 是反映过去 2～3 个月平均血糖的指标，是评价长期血糖控制情况的金标准，同时也是决定降糖方案是否需要调整的重要依据。HbA_{1c} 的达标可以显著降低糖尿病慢性并发症的发生风险，因此对于初诊或血糖未达标的患者应每 3 个月复查 HbA_{1c} 并及时调整降糖方案以尽早达标，一旦达标可每 6 个月检测一次。

（赵 立）

—— 专家简介 ——

赵 立

赵立，上海交通大学附属第一人民医院内分泌代谢科副主任医师。

临床擅长：内分泌疾病的诊断和治疗，尤其对糖尿病、继发性高血压、甲状腺疾病及骨质疏松等疾病的诊治有丰富的临床经验。

73. 如何正确使用血糖仪监测自己的血糖

　　首先，必须了解自我血糖监测的目的和意义，能够初步解读测得的血糖值。比如糖尿病病友必须了解什么样的血糖算高，什么样的血糖算低。

　　其次，需要对使用的全套血糖测试设备有所了解，包括血糖测试仪、试纸及编码、采血针、模拟血糖液等。不同品牌、型号的血糖仪从外形到功能可能都存在着显著的差异，甚至连工作机制都不尽相同，所以使用者需要对自己购买的血糖仪的种类、性能要有一个大致的了解，并且熟悉它的操作步骤、测试要求和有关注意事项。

　　第三，测量血糖前的物品准备。为了配合血糖测量，应该将有关物品罗列、归置在一个合适的储物箱或储物袋内，以便紧急时能够顺利完成测试。除血糖仪处于备用状态外，还应包括采血针、测试纸、消毒用的酒精棉球、止血用的干棉球，并且均应在有效使用期限内。此外，最好另配一组电量充足的电池作为备用。

　　第四，测量过程及步骤。血糖仪的操作过程基本上分为如下几个步骤：

　　步骤一：　开机待测。　根据不同机型，选择按压电源开关或直接插入试纸自动开机，等待仪器自检后进入待测状态，此时屏幕上一般有滴血的动画提示。

　　步骤二：　调节编码。　根据不同机型，在血糖仪上根据屏幕显示按键输入与试纸盒上所印编码（code）一致的数字或插入试纸盒内所附编码芯片，也有部分血糖仪无须调码。已调好编码的，若使用同一罐试纸或同一编码的试纸，无须另行调码，但开机后仍需核对仪器屏幕显示的编码与试纸盒所印编码是否一致。

　　步骤三：　皮肤消毒。　选择末梢循环较好（肤色红润）、皮肤完整的手指，在末节指腹近边缘部位进行采血。采血前需洗净双手，温水为佳。晾干双手后可对拟采血部位进行适当按摩，令其充血。然后用酒精棉球（含浓度为75％的医用酒精）进行擦拭消毒。随即略保持垂腕姿势，待酒精自然挥发晾干，切不可用嘴吹干。

　　步骤四：　采血、止血。　使用配套的采血笔和采血针（拧下的针帽保留后用），调节适当的进针深度，或者使用深浅合适的一次性释放式采血针。一手持采血笔或采血针，适度压迫另一手选定并已消毒晾干的采血部位，按下释放键。移开采血针，将血滴滴入或自动吸入到试纸的血样采集测试区（端）。用经过消毒处理的干棉球压迫采血部位皮肤约5分钟，进行止血。

　　步骤五：　测值显示。　血液进入反应测试区后，屏幕会显示倒计时。不同型号的仪器测量时长各有不同，一般从数秒到数十秒不等。倒计时结束后，屏幕即显示血糖测量结果。根据仪器准备阶段选择的计量单位不同，可分为毫摩/升和毫克/分升两种，国内一般使用毫摩/升。血糖极度升高（＞33.3毫摩/升）时屏幕一般显示为"HI"，血糖极低（＜2.2毫摩/升）时屏幕一般显示为"LO"。

步骤六：关机结束。 记下血糖测量值，退出试纸条，血糖仪自动关机或按下电源键关机。将使用过的试纸、采血针、棉球分类丢弃，其中采血针针头需用针帽加盖。

血糖测量结束后，解读测量值，结合经治医生嘱咐的血糖控制目标要求，决定处置方案。其中血糖过低（＜3.9毫摩/升）或已出现头晕、心慌、出冷汗、手抖、饥饿等症状，需立即进食一定量易于消化的淀粉类食物或糖水以升高血糖，然后立即就诊。如血糖过高（＞13.9毫摩/升）也应尽快就诊。

应当注意的是，相比医院检验科专业的大型生化设备和严格的质控标准，便携式快速血糖仪的准确度和稳定性都存在较大差异。因此，目前使用中的所有品牌和型号的快速血糖仪仅供血糖监测使用，不可应用于糖尿病的诊断。

此外，对于快速血糖仪测得的血糖数据，一般允许的误差是20%以内，也就是同一时间多次重复测量所得的血糖数值，相互之间允许有20%以内的误差。这样的误差，一般不至于影响对病情的判断，也不影响治疗方案的选择或更改。

最后，血糖仪的保养、试纸的贮存也很重要，有时候不恰当的保养和贮存将影响甚至显著影响测量的结果。使用者应当联系厂商、销售商，进行定期保养、检测、校准。

（金　杰）

—— 专家简介 ——

金　杰

金杰，医学硕士，上海交通大学医学院附属新华医院内分泌科副主任医师。

临床擅长：糖尿病及其并发症的诊疗、甲状腺疾病的内科治疗。

74. 为什么血糖仪测定的手指血糖结果会与医院大机器检测结果有差异

由于血糖仪携带方便，操作简单、快速，已成为当今糖尿病患者进行自我血糖监测、控制病情、防止急慢性并发症的重要工具。许多病友在自我血糖监测过程中常常会发现自己血糖仪检测的数据与医院抽静脉血，用实验室大机器检测的数据有一定的差异，于是患者们会问，血糖仪究竟准不准？其实，大部分血糖仪在上市前均做过大批量的临床对照，且与静脉生化方法检测的血糖有很好的相关性。那么，我们该如何看待血糖仪与静脉生化检测的血糖值的差异呢？

首先，血糖仪检测的是末梢全血葡萄糖，而医院大机器检测的是静脉血浆或静脉血清葡萄糖，两者本身存在一定的差异，一般来讲，空腹时手指血糖与静脉血糖差不多，而进餐后由于末梢血是动静脉混合血，因此，餐后手指血糖会略高于静脉血糖。国际上现在最新标准要求手指血和静脉血误差不超过15％。

其次，血糖仪使用不当造成的误差也是最常见的问题，如未按说明书的标准步骤进行操作、血量不充分或因血量不够局部过分挤压导致组织液混入、消毒皮肤的酒精未干、血糖试纸受潮或失效等。

第三，医院大机器的系统误差及操作误差。不同地区、不同医院选用的大生化仪型号不同，仪器生产厂家所选用试剂不同、血样处理方法、人为操作因素等，均影响测试结果，尤其是采血至上样时间过长会使血中葡萄糖酵解而造成数值偏低，若环境温度高则更为明显。

第四，我们每个人每天的血糖会受自身激素水平变化、情绪、饮食、运动及药物等影响，每时每刻都在变化，甚至在某些时段有很大的波动，在进行血糖值比较时，如不在同一时间进行测定，其结果缺乏可比性。

那么，病友们怎样知道自己血糖仪到底准不准呢？有四种方法。①可以定期和医院大机器比较，了解您所使用的血糖仪与生化检测静脉血糖的误差究竟有多少（包括空腹和餐后）。在做手指血与静脉血对照时，应同时做，且先做手指血糖再抽静脉血。②定期到医院做糖化血清白蛋白和糖化血红蛋白的检测，以了解过去2～3周或2～3月的平均血糖情况是否符合。③养成正确的血糖仪操作和采血习惯，采血量要充分，如血量不足，须重新采血，切忌局部挤压以增血量。仪器要定期进行清洁、保养。试纸保存特别要注意密闭、防潮。④可以定期找血糖仪厂家售后服务机构进行检测和校准。

尽管血糖仪与生化检测有一定差异，但仍不失为糖尿病患者监测血糖最理想、最有效的工具，只要病友们能正确掌握这方面的知识，血糖仪定能成为您控制病情的好帮手。

（王煜非）

75. 测静脉血糖和手指血糖一样吗

两者是不一样的。静脉血糖是医院检测血糖时将红细胞分离出去以后的静脉血浆葡萄糖浓度。手指血糖是血糖仪所测手指血的血糖，为毛细血管全血的葡萄糖浓度，包括红细胞和血浆。一般来说，葡萄糖从动脉血到毛细血管血、再到静脉血的运送过程中逐渐被组织细胞所利用，浓度逐渐递减，所以静脉血中的葡萄糖浓度较毛细血管中的稍低。临床上静脉血血糖因为应用精密的血生化仪测定，准确度及可信度均较高。

手指血糖在一般严格控制操作条件和步骤的情况下，血糖仪的准确性和精确性都能达到标准。但以下情况会有所影响。①操作不当：如血滴的大小，血滴在试条上的位置以及测定过程不符合要求；②血细胞比容：贫血使自我血糖检测结果比实际值高；红细胞增多症使测出的值比实际值低。通常血细胞比容每改变 10%，对不同血糖仪测定值可产生 4%～30% 的影响；③试纸问题：试纸超过保质期或保存不当也会影响检测结果。此外，患者的情绪、环境温度和湿度、低血压、缺氧等，均会影响手指血糖的结果。

鉴于目前市场上的血糖仪型号多种多样，检测结果之间变异较大。所以目前各机构和各大指南推荐的糖尿病诊断标准中所说的血糖都指静脉血浆葡萄糖值。血糖仪所测手指血糖只能用于血糖的监测，不能用于糖尿病的诊断。美国临床生化学会（NACB）和美国糖尿病协会（ADA）建议使用便携式血糖仪的患者必须定期将血糖检测结果和医院检验部门血糖结果做对照，以评价其检测值的准确性。

（陈培红）

—— 专家简介 ——

陈培红

陈培红，医学硕士，上海市奉贤区中心医院内分泌代谢科副主任医师，上海市医学会糖尿病专科分会青年委员。

临床擅长：糖尿病、甲状腺、骨质疏松等内分泌疾病的诊治。

76. 空腹血糖正常就一定没有糖尿病吗

空腹血糖指至少 8 小时内没有任何可产生热量食物的摄入，早晨空腹所测定的血糖值，可以适量饮水。仅通过测定空腹血糖来诊断糖尿病是不准确的。

糖尿病的诊断需要测定空腹血糖、任意时间血糖或口服葡萄糖耐量试验（OGTT）中的 2 小时血糖才能判断。符合以下 3 方面的均可诊断。①糖尿病症状加上随机血糖≥11.1 毫摩/升；②空腹血糖≥7.0 毫摩/升；③OGTT 2 小时血糖≥11.1 毫摩/升。上述测定到的血糖值需要重复测定予以证实。任意时间指一天中的任何时间，不考虑上次进餐时间及食物摄入种类和量。糖尿病症状指多尿、烦渴多饮和不能用其他疾病解释的体重减轻。根据以上解释，仅测定空腹血糖并不能排除糖尿病，比如体检时。尤其在 2 型糖尿病的早期，餐后血糖升高往往早于空腹血糖升高。所以建议在糖尿病筛查时，要同时测定空腹血糖和任意时间血糖，才能准确地判定是否有糖尿病。

空腹血糖正常值为<6.1 毫摩/升、随机血糖和 OGTT 2 小时血糖正常值为<7.8 毫摩/升。当空腹血糖值为 6.1～7.0 毫摩/升、OGTT 2 小时血糖值为 7.8～11.1 毫摩/升，称为糖调节受损，也称为"糖尿病前期"。这种情况也是需要进一步判定是否有糖尿病，并请专业医务人员指导如何逆转"糖尿病前期"到正常血糖，以防止糖尿病的发生。

（宋利格）

—— 专家简介 ——

宋利格

宋利格，医学博士，同济大学附属同济医院内分泌代谢科副主任医师、副教授、硕士生导师。

临床擅长：糖尿病、骨质疏松、甲状腺疾病、垂体和肾上腺疾病的诊治。主攻方向：骨质疏松的鉴别诊断和治疗。

77. 手指血糖需要多久测一次

手指血糖的监测需要制定个体化的监测方案。

使用口服降糖药物的患者可每周监测 3 天，监测早餐或午餐或晚餐前后的血糖。①使用基础胰岛素（即一天注射一次）的患者在血糖达标前每周监测 3 天空腹血糖；在血糖达标后每周监测 3 次血糖（空腹、早餐后和晚餐后）。②使用预混胰岛素（即一天注射两次）的患者在血糖达标前每周监测 3 天空腹血糖和晚餐前血糖；在血糖达标后每周监测 3 次血糖（空腹、晚餐前和晚餐后）。③使用胰岛素强化(多次胰岛素注射或使用胰岛素泵)治疗的患者在治疗开始阶段应每天监测血糖5～7次(空腹、三餐前后和睡前),达到治疗目标后每日监测血糖2～4次(空腹、晚餐前后和睡前)。④所有患者若出现不可解释的空腹高血糖或夜间低血糖,应监测凌晨2～3点的血糖;若频发低血糖症状,或出现感染等情况时,应加强血糖监测,每天监测至少5个时间点血糖,包括空腹、三餐前后、睡前。同时,建议所有患者在复诊前1天加测5个时间点血糖(空腹、三餐后和睡前)。

只监测空腹血糖是不足以反应血糖控制的整体水平,监测餐后血糖有三项重要意义。①有助于及早发现糖尿病和糖耐量减低患者。②有助于血糖达标,患者一天中大部分时间都处于餐后状态,餐后血糖对全天的总体血糖有着重要贡献。③控制好餐后血糖可以显著降低慢性并发症的风险(尤其是心脑血管等大血管并发症),餐后血糖是大血管疾病的独立危险因素。

(李晓华)

—— 专家简介 ——

李晓华

李晓华,医学博士,主任医师,硕士生导师,上海中医药大学附属第七人民医院内分泌科主任、大内科教研室副主任,浦东新区内分泌学科带头人。

临床擅长:糖尿病、甲状腺疾病、骨质疏松及高血压的诊治。

78. 口服葡萄糖耐量试验如何进行

口服葡萄糖耐量试验(OGTT)是目前公认的诊断糖尿病的金标准,特别是那些空腹或餐后血糖高于正常而达不到诊断标准的人群,OGTT可以尽早地发现糖尿病。其方法是:试验前日晚餐后至试验当日晨禁食(至少无摄入任何能量8小时),将无水葡萄糖粉75克或1分子水葡萄糖82.5克(儿童则予每千克体重1.75克,总量不超过75克)溶于250～300毫升水中,糖水在5分钟之内服完。从服糖水的第一口开始计时,于服糖水前和服糖水后2小时采静脉血测血糖。

注意事项如下。

(1) 测试前至少有3天时间每天摄入的碳水化合物(即米、面食)不低于150克。

(2) 尽可能中断使用对糖耐量结果有影响的药物(如噻嗪类、水杨酸类药物,可的松、烟酸、口服避孕药,甚至口服降糖药及胰岛素)。

(3) 没有潜在的或明显的感染(感染影响糖耐量)或等感染治愈后进行试验。

(4) 试验务必在上午进行(因为午后血糖对糖负荷的反应性增高,影响检测结果)。

(5) 体力活动的评估(长期不活动或卧床不起降低糖耐量,这是老年人糖耐量异常多见的重要因素)。

(6) 注意并存的其他疾病的影响。

餐后 2 小时血糖是指从进餐第一口的时间开始计算,然后测量 2 小时后的血糖值。

(盛春君)

—— 专家简介 ——

盛春君

盛春君,医学硕士,同济大学附属第十人民医院内分泌代谢科副主任医师。

临床擅长:糖尿病及甲状腺疾病等内分泌及代谢疾病的诊断与治疗。

79. 1 型糖尿病患者能怀孕吗

1 型糖尿病患者只要血糖控制好,没有严重的糖尿病并发症均可以怀孕。怀孕前准备包括:①1 型糖尿病妇女应该计划怀孕,在糖尿病未得到满意控制前应采取避孕措施;②应与专业的医护团队进行事先充分的沟通与交流,进行全面评估,这些评估包括血压、心电图、眼底、心肾功能及 HbA_{1c} 检查。③怀孕前应使用胰岛素严格控制血糖,加强血糖监测,使血糖目标能达标,餐前血糖应该控制为 3.9～5.6 毫摩/升,餐后血糖控制在 8.5 毫摩/升以下,HbA_{1c} 控制在 7% 以下。④提高糖尿病自我管理的能力,初步摸索到一套适合自己的饮食、运动和胰岛素治疗规律,在经济负担能承受的情况下优先胰岛素泵治疗。⑤原有糖尿病视网膜病变患者在血糖得到控制的前提下可行预防性的眼底光凝治疗(有适应证情况下)。⑥有高血压患者应当事先停用 ACEI、ARB、β 受体阻滞剂和利尿剂等药物,改用甲基多巴、拉贝洛尔、硝苯地平等药物。⑦血清肌酐水平大于 265 微摩/升或内生肌酐清除率<50 毫升/(分·1.73 米^2)不适合怀孕。⑧在孕前和孕早期应该每天补充叶酸 0.4～1.0 毫克以减少下一代患神经管缺陷性疾病的风

险。⑨有怀孕愿望的糖尿病妇女心脏功能应该达到能够耐受运动试验的水平。

（赵晓龙）

—— 专家简介 ——

赵晓龙

赵晓龙，博士，复旦大学附属华山医院内分泌科副主任医师，硕士生导师。

临床擅长：胰岛素泵疗法和疑难复杂糖尿病诊治，垂体肾上腺疾病诊治。

主攻：血糖的精细调节机制及内分泌性高血压降压机制。

80. 怀孕期间血糖升高怎样监测血糖

怀孕期间出现血糖升高即妊娠期糖尿病，若血糖控制不佳可导致早期流产、胎儿畸形等危害。因此，妊娠期间血糖监测是十分有必要的。其监测指标主要包括手指血糖和糖化血红蛋白。

（1）对于新诊断的高血糖、血糖控制不佳以及妊娠期期应用胰岛素治疗的孕妇，应每日监测 7 个时间点的手指血糖，包括三餐前、三餐后 2 小时和夜间血糖；不需要胰岛素治疗的糖尿病孕妇，在就诊时建议每周至少监测 1 次全天血糖，包括空腹血糖和三餐后 2 小时血糖。

（2）糖化血红蛋白是监测妊娠期糖尿病孕妇血糖 3 个月内平均血糖控制水平的重要指标，故应用胰岛素治疗的糖尿病孕妇，除了要监测手指血糖外，每 2 个月还要检测 1 次糖化血红蛋白。

妊娠糖尿病患者应在产后 4～6 周接受糖耐量检测。如果计划再次妊娠，则应进行孕前咨询，在怀孕之前 3 个月接受糖耐量检测，血糖正常者按计划于孕中期接受糖耐量检测，因为再次发生妊娠糖尿病的风险很高。

（李晓华）

81. 老年患者及一些特殊人群如何监测血糖

老年患者及特殊人群(如儿童、围产期等)的血糖监测除遵循血糖监测的一般原则之外，需实行个体化的血糖监测方案。

老年糖尿病患者病程较长，慢性并发症及合并症多，低血糖耐受性差，因此需制定个体化降糖方案。为预防和减少低血糖的发生，老年糖尿病患者每周至少需监测 2～4 次空腹及晚餐前血糖,对于夜间低血糖风险较大的患者需加测睡前及凌晨血糖。待血糖达标后,可适当减少血糖监测次数。老年患者空腹或餐前血糖控制为 5.0～7.2 毫摩/升,睡前血糖控制为 5.0～8.3 毫摩/升,HbA_{1c}控制为<7.5%。对于部分身体状况差、认知功能障碍、预期生存寿命有限的患者,血糖控制目标可进一步放宽。

儿童和青少年糖尿病治疗目标是在低血糖风险最小的情况下使患儿血糖接近正常水平。低血糖风险较高或尚无低血糖风险意识的患儿可适当放宽标准。血糖监测的频次和时间要根据患者病情的实际需要来确定,可以选择餐前、餐后 2 小时、睡前及夜间(凌晨 2～3 点)。

新确诊的高血糖孕妇、血糖控制不稳定者以及妊娠期应用胰岛素治疗者,应每日监测 7 个时间点的毛细血管血糖(三餐前、三餐后 2 小时和夜间血糖);不需要胰岛素治疗的糖尿病孕妇,在随诊时建议每周至少监测 1 次全天血糖。HbA_{1c}是监测高血糖孕妇血糖长期控制水平的重要指标,推荐每 2 个月检测 1 次。

围手术期患者,禁食期间每 4～6 小时监测一次血糖;术中应 1～2 小时监测一次血糖;危重患者、大手术或持续静脉输注胰岛素的患者,每 0.5～1 小时监测一次血糖。围术期血糖控制为 7.8～10.0 毫摩/升。

(王育璠)

—— 专家简介 ——

王育璠

王育璠,医学博士,上海交通大学附属第一人民医院内分泌代谢科主任医师,硕士生导师,南院执行主任。

临床擅长:糖尿病、甲状腺、垂体及肾上腺各类内分泌疑难疾病诊治。主攻方向:动态血糖监测、胰岛素泵血糖精细调整、妊娠期内分泌疾病及产后随访。

82. 哪些情况会引起血糖不稳定

血糖不稳定,医学上叫做"血糖波动"。首先取决于自身的胰岛功能,正常人的血糖一般在很小的范围内波动。对于糖尿病患者来说,造成血糖不稳定的原因有很多。

(1) 饮食:吃得量多、精细,吃得速度快,血糖上升的速度就会快;但是假如吃得很少或者错过吃饭时间,就会有低血糖的危险。饮酒过量也是一个造成血糖不稳定的因素。

(2)运动:剧烈运动可使血糖短暂升高,而运动时间过长则会降低血糖。

(3)药物:降糖药物中的胰岛素由于降糖力度大,造成低血糖的概率就要大于二甲双胍、糖苷酶抑制剂等;抗精神病药物、肾上腺皮质激素、利尿剂会使血糖升高。

(4)睡眠、情绪和压力:良好睡眠以及积极乐观的情绪有助于稳定血糖。

(5)其他疾病因素:一些严重疾病的急性期,比如心梗、脑中风等都会使血糖不稳定;内分泌疾病如"甲亢"、肢端肥大症、原发性醛固酮增多症会使血糖升高;严重的肝脏疾病、肿瘤晚期恶病质则会导致低血糖;甚至是普通感冒,都会使血糖波动。

(6)怀孕:血糖也会升高,特别是对于高龄、原有血糖偏高者需要特别注意自己的血糖。

糖尿病患者假如出现以上各种情况,需要密切监测血糖,以发现血糖的异常波动,及时妥善处理。

(陶晓明)

—— 专家简介 ——

陶晓明

陶晓明,医学硕士,复旦大学附属华东医院内分泌科副主任医师。上海市医学会糖尿病专科分会青年委员、血糖监测学组成员。

临床擅长:糖尿病综合管理、动态血糖监测和甲状腺疾病诊治等。

83. 如何预防和发现低血糖

经常会听到糖尿病患者说:"医生,我最近常常有心慌、肚子饿、出冷汗,汗出得像从水里捞出来似的,多发生在接近中午,进食后会好转。"或者有的老年糖尿病患者说:"医生,我常觉得头晕,没力气,想睡觉,家属说我反应差。"遇到这些情况,医生就会告诉我们需提高警惕是否存在低血糖可能,建议加强血糖监测频率,调整降糖治疗方案。

那么,什么是低血糖呢? 对于非糖尿病患者来说,血糖＜2.8毫摩/升称为低血糖症,对于接受药物治疗的糖尿病患者,血糖≤3.9毫摩/升就属于低血糖了。低血糖的表现与血糖值及其下降速度有关，大多数患者表现为交感神经兴奋症状（如心悸、焦虑、出汗、饥饿感等）和中枢神经症状（如神志改变、认知障碍、抽搐和昏迷）。但是老年患者发生低血糖时常可表现为行为异常或其他非典型症状，而且夜间低血糖常因难以发现而得不到及时处理。低血糖发生时，需要补充葡萄糖或含糖食物，纠正后神经系统症状可明显改善或消失。严重低血糖时常有意识障碍，建议及时就医给予相应治疗和监护。当糖尿病患者血糖≤3.9毫摩/升且没有不适症状，称为无症状性低血糖，也应该予以处理。

低血糖可严重影响我们日常生活，如导致摔倒和受伤，工作时发生低血糖可能会比较危险，司机在驾驶时发生低血糖会导致车祸，严重的低血糖还可以导致昏迷、癫痫和中风。

为了减少或避免低血糖发生，医生常常根据每个患者不同功能状态区别对待，制定个性化的血糖目标值，不建议患者互相"攀比"降糖方案。运用胰岛素或胰岛素促分泌剂，应从小剂量开始，逐渐增加剂量，谨慎地调整剂量。患者应定时定量进餐，如果进餐量减少应相应减少降糖药物剂量。运动量增加，应额外增加碳水化合物摄入。应避免酗酒和空腹饮酒，酒精能直接导致低血糖。

只要注意规律生活，健康生活，加强自我血糖监测，低血糖是可以远离我们的。

（朱近悦）

---- 专家简介 ----

朱近悦

朱近悦，医学硕士，上海中医药大学附属普陀医院内分泌科副主任医师。

临床擅长：糖尿病及其并发症、甲状腺疾病、骨质疏松等内分泌代谢疾病的诊治。

84. 尿糖能作为糖尿病监测指标吗

尿糖高是糖尿病吗？这个问题困扰了不少患者。

首先让我们认识一下尿糖，尿中的糖类，主要是指尿中的葡萄糖。血液流经肾脏时，葡萄糖可以通过肾小球滤过到肾小管内，肾小管则将管内的葡萄糖绝大多数重吸入人的血液中，尿里仅有微量的葡萄糖，每日只排出葡萄糖32～93毫克，用普通方法检查不出来。肾小管对葡萄糖的重吸收是有限制的，血糖超过一定数值时(肾糖阈),葡萄糖不能被肾小管全部重吸收,则多余的葡萄糖随尿液排出而形成尿糖。通常血糖越高尿糖也就越多了。最早糖尿病的发现,便基于尿糖的发现。

当然,在一些特殊情况下,血糖与尿糖是不能匹配的。①摄入大量的糖类食品、饮料、糖液时,可引起血糖短暂性增高而导致糖尿;静脉输注高渗葡萄糖溶液后,可引起尿糖增高。②由于肾小管对滤过液中葡萄糖重吸收能力减低,肾糖阈减低所致的糖尿,常见的家族性肾性糖尿:如范科尼综合征患者;新生儿糖尿(因肾小管对葡萄糖重吸收功能还不完善所致);后天获得性肾性糖尿(可见于慢性肾炎、肾病综合征,伴有肾小管损伤者);妊娠期或哺乳期妇女。③应激性糖尿:由于情绪激动、脑血管意外、脑溢血、颅脑外伤等情况下,出现暂时性高血糖和一过性糖尿。④其他糖尿:血液中除了葡萄糖外,其他糖类有乳糖、半乳糖、果糖、戊糖、蔗糖等。如果进食过多或受遗传因素影响,体内糖代谢失调后,亦可使血糖增高,容易出现相应的糖尿。因此,尿糖阳性就是糖尿病的结论不能一概而论。

那能否将尿糖作为糖尿病的监测指标呢?

首先,我们认可尿糖在糖尿病监控工作中的重要地位,尤其在早期没有现代血糖诊断方法及试剂的条件下,尿糖值可以作为糖尿病血糖高低判断的重要参考值。检查尿糖,发现"＋",可以提供一个血糖可能升高的线索。实际上尿糖和血糖的关系很复杂,个体差异很大,这与每个人的肾糖阈有关。

尿糖定性与尿糖的大致含量如下。①微量:少于 0.25 克/分升,＋,略有颜色改变;②少量:0.25～0.50 克/分升,＋＋,黄绿色;③中量:0.5～1 毫克/分升,＋＋＋,土黄色;④大量:1～2 毫克/分升,＋＋＋＋,棕红色;⑤极大量:＞2 毫克/分升。

前文中提到诸多在尿糖检查中的干扰因素,尿糖在糖尿病监测指标中的地位也随之下降。因此,目前糖尿病血糖的监测主要依靠静脉血糖、末梢血糖及糖化血红蛋白,有条件的话,可以采用动态血糖技术来协助血糖的评估。

(邵 侃)

—— 专家简介 ——

邵 侃

邵侃,医学硕士,上海交通大学医学院附属同仁医院内分泌科副主任医师。

临床擅长:糖尿病及肥胖症的综合管理。主攻方向:血糖精细调控及内脏脂肪的相关研究。

85.　糖尿病患者为何要定期检测糖化血红蛋白

目前医院检测的糖化血红蛋白项目即 HbA_{1c}，是国际上公认的糖尿病长期监控的金指标。糖尿病患者定期检测 HbA_{1c} 意义重大。①了解患者近 2～3 个月内血糖的平均水平，而非仅单一时点检测出的血糖水平。②根据 HbA_{1c} 初步评估近 2～3 个月内的治疗效果，以调整治疗方案。③从检测血液细胞中被糖基化的特定血红蛋白 A 组分水平来估计高血糖对患者组织系统可能造成的损害，即糖化血红蛋白的水平越高则患者今后糖尿病并发症发生率可能越高。研究者一般认为，糖尿病患者 HbA_{1c} 控制于 6.5% 以下，糖尿病并发症的发生率会明显降低。基于以上原因，医生多会建议糖尿病患者定期检测 HbA_{1c}。

被糖基化的血红蛋白的主要成分 HbA_{1c} 仅存在于红细胞内，并且不外溢。新生红细胞由骨髓释放入血后，虽平均寿命约 120 天，但学者们经研究后认为 HbA_{1c} 水平仅可反映 90 天左右的平均血糖水平。因此，对于初始接受治疗的糖尿病患者，尤其是血糖控制不良及正接受胰岛素治疗者，建议每 3 个月检测 1 次 HbA_{1c}；对于血糖控制良好且稳定的糖尿病患者，可建议每 6 个月检测 1 次 HbA_{1c}。

（仰礼真）

—— 专家简介 ——

仰礼真

仰礼真，医学博士，上海交通大学医学院附属第九人民医院内分泌科副主任医师。

临床擅长：内分泌疾病及心血管疾病的一体化诊治。

86.　影响糖化血红蛋白结果的因素有哪些

影响糖化血红蛋白结果的因素很多，概括起来有两大类。

一类是：生理原因造成的，与检测方法无关。如年龄、种族、妊娠、贫血或其他红细胞寿命发生改变情况，暴发性 1 型糖尿病，药物影响血红蛋白糖基化等，都会影响糖化血红蛋白结果。

另一类是：与检测方法有关的干扰因素。如血红蛋白变异体或衍生物存在时；常年服用阿司匹林或肾病患者会有甲酰化血红蛋白存在；或有不稳定的糖化血红蛋白前体存在；糖化血红蛋白检测方法不同，结果可能会有不同程度的影响。

（王煜非）

87. 哪些糖尿病患者适合做动态血糖监测

动态血糖监测仪是近年来投入临床使用的一种新型的血糖监测系统，被誉为血糖监测的"Holter（动态心电图）"。

动态血糖监测仪与常用的血糖仪有啥区别呢？与血糖仪通过一次性试纸检测血糖值不同，动态血糖监测仪通过植入皮下感应器 24 小时连续监测葡萄糖水平。动态血糖监测仪每天自动记录数百个血糖值，犹如"摄像机"，可以显示糖尿病患者的血糖"全貌"，其中包括：①每天血糖图谱，可以细致观察患者每天血糖的变化以及与进餐、运动、药物的关系；②3 天融合的血糖图谱，可以分析患者血糖波动变化的总体规律；③具体的动态血糖指标，包括每天平均的血糖值、血糖最高值、血糖最低值、血糖超出目标范围所占的比例和时间、血糖波动的大小，以及餐前、餐后及夜间不同时间段血糖的情况等。由于所得信息直观详实，可以弥补快速血糖监测的不足，在临床上具有较高的应用价值。

那么，哪些糖尿病患者适合做动态血糖监测呢？具体包括四类。①1 型糖尿病患者，以及需要每日 3 次以上皮下胰岛素注射或胰岛素泵治疗的 2 型糖尿病患者，由于这两类患者血糖波动大，容易发生低血糖，所以适合进行动态血糖监测以了解血糖"全貌"，并指导治疗方案调整。②有些糖尿病患者出现了无法解释的严重低血糖或反复低血糖，特别是无症状性低血糖以及夜间低血糖；或者无法解释的空腹高血糖，动态血糖监测可以帮助他们寻找原因，针对性处理。③妊娠糖尿病或糖尿病合并妊娠患者，血糖控制要求非常高，有条件可以进行动态血糖监测，以帮助进行精细的血糖调节；④有些糖尿病患者如想细致了解饮食、运动、降糖药物等因素对血糖的影响，也可以选择合适的时机进行动态血糖监测，并将监测结果和医生进行充分沟通，以更好地调整生活方式及治疗方案。

（周　健）

—— 专家简介 ——

周　健

周健，医学博士，上海交通大学附属第六人民医院内分泌代谢科副主任医师，副教授、硕士生导师，主任助理。

临床擅长：糖尿病及其慢性并发症的诊断及个体化治疗。主攻方向：糖尿病动态血糖监测和胰岛素泵治疗。

88. 胰岛素泵的适应证及优缺点有哪些

胰岛素泵适应证介绍如下。①1 型糖尿病患者。②妊娠糖尿病或糖尿病合并妊娠者。③2 型糖尿病合并以下情况者：口服降糖药无效；急性并发症期；各种慢性并发症的初期；难以控制的高血糖、反复发生的高血糖和低血糖交替现象；存在其他应激状态，如感染、外伤及围手术期等。④其他内分泌疾病合并糖尿病患者，如库欣综合征、肢端肥大症等。

胰岛素泵优点：胰岛素泵是目前控制糖尿病的好方法之一，很多"糖友"已"泵"出快乐。①生活自由：可以自由选择吃饭、运动、睡觉的时间，血糖容易控制。②剂量精确：泵的输注精度能达到 0.05 单位。③不用打针，只需在皮下埋入一个小的软管，注射时按几下按钮，胰岛素就自动输入体内。④调节简单：处于妊娠或急性病时，可以很容易地调整胰岛素输入量，满足机体需要。⑤血糖稳定：减少血糖波动，降低糖化血红蛋白水平，延缓糖尿病并发症的发生和进展。

胰岛素泵缺点：①长期注射的患者在不及时更换注射部位时导致注射部位出现硬块。②胰岛素泵价格昂贵，且耗材要自费，需定期更换。③胰岛素泵毕竟是机器，也会出毛病，如管路堵塞，需每天进行检查。④不能自动感知体内血糖变化，机械地执行工作，导致血糖继续增高或减低引起严重后果。

（龚　敏）

—— 专家简介 ——

龚　敏

龚敏，复旦大学附属浦东医院内分泌科副主任、副主任医师。

临床擅长：糖尿病及慢性并发症个体化治疗。经常参与社区糖尿病健康宣教工作，将糖尿病防治的新知识传授给广大的"糖友"。

89. 夏天使用胰岛素泵需要注意什么

首先，气候炎热，人们很容易出汗，造成皮肤潮湿，胰岛素泵固定导管针头的粘贴胶布很容易松懈而脱落,自然针头就容易离开皮肤。此时带胰岛素泵,时刻要注意观察与检查粘贴胶布固定的情况,最好选用防水胶布,尽量避免发生针头拔出后,胰岛素未输注入的情况发生。

其次,常消毒、勤更换,可预防皮肤感染。实际上,胰岛素泵发生感染,常常是由于忽略了皮肤卫生引起的,良好的卫生习惯和注射过程的无菌操作可以避免皮肤感染的发生。胰岛素泵所引起的感染,其最明显的症状是突然出现不明原因的血糖升高,或输注部位出现红肿、疼痛。一旦出现症状,或对状况有所怀疑,可以马上更换输注部位,但千万记得严格遵守输注部位的无菌操作,对于预防感染是至关重要的。

第三,装泵前应洗澡、更换衣服,清洗双手。为了避免感染,不要触摸或接触针头和输注导管接头。认真消毒输注部位的皮肤,待消毒剂干燥后再将针头刺入皮肤。一般每 48～72 小时更换输注部位,必要时原输注部位可外用抗菌药膏。

最后,每天应检查输注部位 2 次以上,查看是否有红肿、出血及针头套管脱出。如出现上述现象,应立即更换储液管、输注装置及输注部位。

(施晓红)

—— 专家简介 ——

施晓红

施晓红,医学硕士,复旦大学附属金山医院内分泌风湿科副主任医师、硕士生导师。

研究方向：糖尿病及其并发症的发病机制。

90. 外出旅行尤其去热带地区时，如何携带胰岛素

胰岛素是蛋白质类激素,对温度极敏感,胰岛素活性随着温度而变化。外出旅游时携带胰岛素应避免过冷、过热及反复震荡,最好能随身携带一个保温箱。因为胰岛素的分子结构是由两条氨基酸链通过两条二硫键松散地连接在一起的,在剧烈震动的情况下,二硫键会断裂,从而破坏其生物活性,导致药效丧失。乘坐飞机旅行时,胰岛素应放在随身携带的包中,千万不可随行李托运,因为托运舱温度过低,即使在夏天,高空中行李舱的温度也在零下几十摄氏度,这样会

使胰岛素变性。胰岛素虽是液体，但民航局允许胰岛素随身携带(需出示医疗证明)。夏季外出旅游时，汽车里可不是放胰岛素的好地方，因为日照时会使不通风的车内温度升高到 60℃ 以上，这样会降低胰岛素的效价。胰岛素还最好不要放到冰袋上，因为冷冻结冰会使胰岛素变性、失效，即使解冻，胰岛素也不能使用。

　　到热带地区旅行时要防高温，胰岛素会因高温而发生变性，可能形成某些沉淀或丝状纤维。因此，胰岛素保存时应避免受热及阳光照射，一定不要把胰岛素(或有胰岛素的注射装置，如注射笔等)放在高温环境中。到气候炎热(超过30℃)的地区时，应将其储存在保温箱中携带，到达目的地后及时放入冰箱冷藏室内。并且在每次使用时要提前 15～30 分钟取出，使用前肉眼检查胰岛素的外观和性状，如果发现外观异常则应停止使用。

（施晓红）

微血管病变

91. 糖尿病肾病是如何发病的

糖尿病肾病是糖尿病微血管并发症之一,高血糖为其发病的根本原因,但是发病机制复杂,迄今尚未完全清楚。目前普遍认为,由高血糖介导的代谢失常和血流动力学的改变是导致肾损伤的主要原因。

长期高血糖可以导致肾脏的肾素-血管紧张素系统兴奋,在局部形成血管紧张素 II 水平增高,增加肾小球内压力,从而使肾小球滤过率升高,逐渐引起肾小球损伤。高血糖通过非酶途径产生的晚期糖基化终末产物的积聚,造成肾小球基底膜结构的改变,细胞外基质增生,导致肾小球硬化。高血糖还通过激活蛋白激酶 C、多元醇通路,引起肾脏的氧化应激增加,加重肾小球硬化的进展。此外,有报道高血糖导致的组蛋白修饰等表观遗传学改变,导致炎症因子及细胞生长因子(如转化生长因子、血管内皮生长因子、肿瘤坏死因子 α 等)表达改变,也参与了糖尿病肾病的发病。有研究一些微小核糖核酸在糖尿病肾病的发病机制中也发挥作用。

总之,糖尿病肾病是长期高血糖引起的肾脏病变,有多种因素参与,各因素间又相互影响,最终导致肾功能损害。

(陆志强)

—— 专家简介 ——

陆志强

陆志强,医学博士,主任医师,复旦大学附属中山医院内分泌科副主任。上海市医学会糖尿病专科分会委员,上海市中西医结合学会内分泌代谢学组常务委员。

临床擅长:糖尿病慢性并发症、甲状腺疾病、肾上腺疾病的诊治。

92. 慢性肾病的肾功能如何分期

所谓慢性肾病(CKD),目前的定义沿用 2002 年美国肾脏病基金会的《美国肾脏病与透析患者生存质量指导指南》(K/DOQI 指南)，即具备以下 2 项中的其中一项即可诊断。

(1) 肾损害≥3 个月,肾损害指肾脏结构或功能异常,伴/不伴肾小球滤过率(GFR)降低,表现为下列之一：病理异常；或有肾损害的指标,包括血或尿成分的异常,或影像学检查异常。

(2) GFR < 60 毫升/(分·1.73 米^2)超过 3 个月,有或无肾损害。

诊断明确 CKD,最终目的是便于进行有效的干预,减缓疾病的进展、降低致残和致死率。不同阶段的 CKD 有不同的防治措施,因此有必要对 CKD 进行科学分期和管理。

国内目前使用的 CKD 分期,也是参照 2002 年,美国肾脏病学会公布的 K/DOQI 指南,根据肾功能 GFR 水平对 CKD 进行了"一维"的分期。见下表。

● CKD 分期、特征和干预措施

分期	GFR 水平	特征	防治目标，措施
1 期	≥90	已有肾损害，GFR 正常	CKD 诊治；缓解症状；保护肾功能
2 期	60～89	GFR 轻度降低	评估，减慢 CKD 进展；降低 CVD（心血管）患病危险
3 期	30～59	GFR 中度降低	减慢 CKD 进展；评估、治疗并发症
4 期	15～29	GFR 重度降低	综合治疗；透析前准备
5 期	<15	ESRD（肾衰竭）	如出现尿毒症，需及时替代治疗

由于 CKD 定义和分期的基础都是 GFR,评估肾小球滤过率的方法势必成为关键性的措施。使用最多的评估方法是基于血肌酐的 eGFR 公式,有肾脏病饮食调整研究(MDRD)工作组开发的公式,有加入体重矫正的 Cockcroft-Gault 公式。这些计算公式都有软件和手机 APP 可直接计算。

除 GFR 水平外,尿白蛋白水平对于 CKD 患者的生存预后、心血管预后和肾脏预后均具有独立的预测价值,并与 GFR 水平存在交互作用。因此,在改善全球肾脏病预后组织(KDIGO)新近发布的 CKD 指南中,提出了"CGA"的三维 CKD 分期体系。该体系除沿用原有的 GFR 分级(G)外,还纳入了肾脏病因(C)及尿白蛋白分级(A),旨在更好地对 CKD 患者进行危险度分期。这一分期体系对 CKD 领域研究的影响以及对临床实践的作用,尚有待时日验证。

（贺　铭）

── 专家简介 ──

贺 铭

贺铭，医学博士，同济大学附属同济医院内分泌科副主任医师。

临床擅长：甲状腺疾病、糖尿病、骨质疏松症的诊治，对垂体、肾上腺等内分泌疾病和多种代谢性疾病也具有丰富的经验。

93. 糖尿病肾病如何诊断和分期

糖尿病肾病是糖尿病引起的一种慢性并发症，由糖尿病引起微血管病变而导致肾小球硬化，是本病的特点。

糖尿病肾病可分为 5 期。

1 期：功能改变期。肾小球滤过率增高，肾体积增大，肾小球基底膜和系膜正常。经适当治疗可恢复。

2 期：正常白蛋白尿期。肾小球滤过率正常或增高，尿白蛋白排出率正常（小于 20 微克/分或 30 毫克/24 小时），运动或应激后排泄增加，祛除诱因后恢复正常。肾小球基底膜增厚、系膜基质增加。血压多正常。

3 期：早期糖尿病肾病。出现持续性微量白蛋白尿（UAER，持续在 20～200 微克/分或 30～300 毫克/24 小时）为此期标志。肾小球基底膜增厚和系膜基质明显增加，并已开始出现肾小球荒废。这一期患者血压轻度升高，降低血压可部分减少尿微量白蛋白的排出。

4 期：临床糖尿病肾病。大量白蛋白，尿蛋白定量持续大于 500 毫克/24 小时为非选择性蛋白尿，严重者尿蛋白大于 3 500 毫克/24 小时，出现低白蛋白血症、水肿和高血压，往往伴不同程度的氮质潴留和糖尿病眼底病变。肾小球基底膜进一步增厚，系膜基质进一步增加，肾小球荒废。

5 期：终末期肾功能衰竭。尿蛋白排泄量因肾小球荒废而减少，肾小球滤过率小于 10 毫升/（分·1.73 米^2），伴高血压、低白蛋白血症、水肿，血肌酐、尿素氮升高，食欲减退，恶心呕吐和贫血，代谢性酸中毒，低血钙和高血钾，可继发尿毒症性神经病变和心肌病变。

特别提醒

糖尿病肾病起病多隐匿，等到发现时多已经进入了糖尿病肾病的中晚期，微量白蛋白尿与大血管病变也密切相关,故一般建议：1 型糖尿病在确诊 5 年以后、所有 2 型糖尿病患者在确诊时及以后每年、妊娠糖尿病妇女都需定期检测尿微量白蛋白。

（胡耀敏）

—— 专家简介 ——
胡耀敏

胡耀敏,医学博士、上海交通大学医学院附属仁济医院内分泌科主任医师、博士生导师。

在糖尿病、高血脂及甲状腺、肾上腺等疾病的诊治方面具有丰富的临床经验。

94. 糖尿病肾病患者如何控制血糖

良好的血糖控制可以有效地防治糖尿病肾病,而对于已经出现肾脏损害的糖尿病患者,选择合适的降糖方案和目标,依然对糖尿病并发症防治有益。由于肾脏是降糖药物以及胰岛素的重要清除器官,在肾功能受损时,降糖药物的清除排泄减慢,因此低血糖的风险增高。糖尿病肾病患者的血糖控制需要根据肾脏功能的不同阶段,选择合适的血糖控制目标和降糖方案。

糖化血红蛋白（HbA_{1c}）是判断糖尿病患者血糖控制情况的重要指标,但在糖尿病肾病患者中则有所不同。由于肾功能不全时,贫血等因素会造成 HbA_{1c} 的测定值偏低,而尿毒症有时又会造成 HBA_{1c} 假性增高,因此在糖尿病肾病患者中,对 HBA_{1c} 的测定结果,需要内分泌医生的结合患者的实际情况做出合理的分析。晚期糖尿病肾病患者,使用糖化血清白蛋白对血糖水平的判断价值优于 HBA_{1c},但由于糖化白蛋白检测方法与结果尚未统一,目前仍采用 HbA_{1c} 作为判断血糖控制的指标。

糖尿病肾病的不同阶段血糖控制目标不同：在 eGFR$\geqslant$60 毫升/(分·1.73 米^2)的糖尿病肾病患者中,HbA_{1c} 尽可能控制在 7％以下;中重度糖尿病肾病患者 HbA_{1c} 控制在 7.0％～9.0％为宜,以避免发生低血糖和糖尿病急症。此降糖目标还需结合患者的实际情况做出合理的选择。

糖尿病肾病的不同阶段是根据估算的肾小球滤过率（eGFR）来划分的。当 eGFR$<$60 毫升/(分·1.73 米^2)时,大多数口服降糖药需要减量或停用,具体请遵医嘱。

大部分糖尿病肾病患者会选择使用胰岛素控制血糖，需要强调的是，使用胰岛素降糖的糖尿病肾病患者发生低血糖的风险很高，需要根据肾功能受损程度及时调整胰岛素的种类和用量，以避免发生严重低血糖。

（李　栩）

—— 专家简介 ——

李　栩

李栩，同济大学附属东方医院内分泌科副主任医师。

临床擅长：难治性糖尿病、甲状腺疾病的个体化诊治。

95. 确诊糖尿病肾病需要做肾穿刺吗

糖尿病肾病是糖尿病患者出现肾损害的最常见的原因，约占 60%。对于糖尿病患者，如果存在下列表现多考虑糖尿病肾病：①出现大量白蛋白尿；②微量白蛋白尿，伴有糖尿病视网膜眼底病变；③1 型糖尿病病程 5～10 年出现微量白蛋白尿。多数医生认为临床糖尿病肾病较易诊断，没有必要进行肾活检，另外患者常合并其他微血管和大血管并发症，有高血压、动脉粥样硬化、外周血管病变和心脑血管疾病，且并发糖尿病肾病时多为高龄，增加肾穿刺手术的风险，因此较多医生对于肾穿刺并不积极。

但是糖尿病患者中约有 40% 的肾脏损害原因并不是糖尿病肾病，或两者兼而有之。即使单纯只有微量白蛋白尿而无其他改变者，也有不少经肾穿刺证明不是糖尿病肾病引起。还有接近一半以肾病综合征为表现的患者，最后经肾穿刺活检病理证实也不是糖尿病肾病。这些患者如果不做肾穿刺早期了解其肾病的病理类型，而误以为是糖尿病肾病，没有针对不同的病理类型采取相应治疗，失去最佳治疗时机，会造成很大的遗憾。

因此，糖尿病患者如果出现下列情况，应该推荐进行肾穿刺以明确诊断。①糖尿病病程短，或糖尿病诊断时即出现白蛋白尿，且无糖尿病视网膜病变；②肾小球滤过率（GFR）短期内快速下降；③快速增加的蛋白尿或肾病综合征；④顽固性高血压；⑤肾炎性尿沉渣：畸形红细胞、多形性细胞管型；⑥存在其他系统的症状和体征；⑦首次应用血管紧张素转换酶抑制剂（ACEI）或血管紧张素受体拮抗剂（ARB）后 2～3 个月内 GFR 下降大于 30%；⑧肾脏 B 超发现异常。

（黄云鸿）

黄云鸿

黄云鸿，医学硕士，上海交通大学附属第一人民医院内分泌科主任医师。

临床擅长：糖尿病血糖控制和甲状腺结节、甲亢的诊治。

96. 糖尿病肾病患者下肢浮肿如何处理

糖尿病肾病是糖尿病患者最重要的合并症之一。我国的发病率亦呈上升趋势，目前已成为终末期肾脏病的第二位原因，仅次于各种肾小球肾炎，多发生于糖尿病史 10 年以上的患者。糖尿病患者长期血糖控制不好，出现肾脏损害时，可导致尿蛋白大量漏出、肾小球滤过率下降以及严重低蛋白血症，这些均可引起双下肢、眼睑及颜面浮肿，严重者可出现全身性浮肿。下肢肿胀是糖尿病肾病患者常见的症状之一，此时应积极的治疗，预防肾脏损害进一步加重。早期防治糖尿病肾病非常重要，目前效果最佳的治疗方法就是采取综合防治措施。

（1）积极有效地控制血糖，起到预防其进展的作用。对临床期肾病患者，保持良好的血糖水平可使肾功能恶化的速度减慢。尽量选择对肾脏毒性小的降糖药物。对于口服药控制不好或已有肾功能损害的患者应尽早使用胰岛素。

（2）降血压治疗：即使在氮质血症的糖尿病患者也可以在维持血肌酐水平不变的情况下使尿蛋白排出减少，因此糖尿病患者血压大于 140/90 毫米汞柱时，均应进行积极的降压治疗。药物选择可考虑血管紧张素 II 受体拮抗剂（ARB）和血管紧张素转化酶抑制剂（ACEI），可能对糖尿病的高血压和肾脏病变均有益处，同时应监测尿素氮及肌酐，酌情用药。

（3）饮食治疗：高蛋白饮食加重肾小球高灌注、高滤过，因此主张以优质蛋白质为原则。蛋白质摄入应以高生物效价的动物蛋白质为主，早期即应限制蛋白质摄入量至 0.8 克/（千克·日），对已有大量蛋白尿和肾衰竭的患者可降低至 0.6 克/（千克·日）。中晚期肾功能损伤患者，宜补充 α 酮酸。另外，有人建议以鱼、鸡肉等部分代替红肉类（如牛肉、羊肉、猪肉），并加用多不饱和脂肪酸。此外也不必过分限制植物蛋白如大豆蛋白的摄入。低盐饮食，每日用盐 2～3 克。

（4）每天形成规律的作息时间，睡眠一定要充足。而且是按时起床和睡觉。每天坚持做些运动，至少要半个小时。以出微汗为佳。但重度水肿和严重低蛋白血症需卧床休息，等病情好转后再活动。

（5）适当口服螺内酯或双氢克尿噻进行治疗，缓解症状。水肿严重的可以静脉注射呋塞米（速尿）。

（6）中医药治疗也有一定的作用。

（7）进入终末期肾衰竭者可行肾脏替代治疗。

（刘志文）

—— 专家简介 ——

刘志文

刘志文，主任医师，硕士生导师，复旦大学附属中山医院徐汇医院内分泌科主任。上海市医师协会内分泌代谢科医师分会委员。

临床擅长：糖尿病、痛风、血脂异常、肥胖症、骨质疏松等代谢性疾病诊治。主要研究方向为糖尿病的大血管并发症防治。

97. 糖尿病肾病合并高血压患者如何降压治疗

早期糖尿病肾病的特征是微量白蛋白尿，逐步进展至大量白蛋白尿，最终发生肾功能衰竭。高血压在糖尿病肾病的进展中起非常重要的促进作用，因此要积极控制血压，减少蛋白尿，延缓肾功能下降。控制血压在 140/80 毫米汞柱以下比较理想。

常用降压药物有血管紧张素转换酶抑制剂（ACEI）和血管紧张素 II 受体拮抗剂（ARB）、钙离子拮抗剂（CCB）、利尿剂、β 受体阻滞剂等。其中 ACEI 或 ARB 常被选为糖尿病肾病合并高血压患者的一线降压药。常用的 ACEI 有卡托普利、依那普利、雷米普利、贝那普利、福新普利等。ACEI 可减轻肾小球硬化，对肾脏有保护作用；它可以减少蛋白尿排泄，延缓肾病的发展。ARB 与 ACEI 具有相同的降压作用和减轻蛋白尿的作用，适用于糖尿病肾病合并高血压患者，常用的 ARB 有缬沙坦、氯沙坦、奥美沙坦、替米沙坦等。在选用 ACEI 和 ARB 时，宜选用长效制剂。不推荐 ACEI 和 ARB 两者联合使用。严重肾功能不全患者，不能使用 ARB 或者 ACEI。CCB 是最好的二线药物，CCB 可以通过改善肾小球血流动力学而保护肾脏，常用药物有硝苯地平、氨氯地平等。当不能使用 ARB/ACEI 或者血压不能控制的情况下，应改用 CCB 或者联合使用 CCB 降压治疗。如果以上两类药都不能使用或者已经联合使用仍然血压控制不好，那么也可以考虑使用吲哒帕胺类药物、呋塞米等小剂量噻嗪类利尿剂或倍他乐克等小剂量选择性 β 受体阻滞剂。噻嗪类利尿剂特别适用于那些有水钠潴留的浮肿患者。β 受体阻滞剂使用可能会干扰血糖的控制,掩盖低血糖的症状,需注意低血糖。

复方 α 酮酸制剂是含 1 种羟代氨基酸钙、4 种酮代氨基酸钙和 5 种氨基酸的复方制剂。药理作用机制为:酮或羟氨基酸本身不含有氨基,其利用非必需氨基酸的氨转化为氨基酸,因此可减少尿素合成,尿毒症性产物的蓄积也减少。酮或羟氨基酸不引起残存肾单位的高滤过,并可以改善肾性高磷血症和继发性甲状旁腺功能亢进,改善肾性骨营养不良。配合低蛋白饮食,可减少氨的摄入,同时可避免因蛋白摄入不足及营养不良引起的不良后果。

（石　群）

—— 专家简介 ——

石　群

石群,主任医师,上海交通大学医学院附属新华医院崇明分院内分泌科副主任。

临床擅长:糖尿病、"甲亢"、"甲减"、甲状腺结节、垂体、肾上腺疾病、肥胖症等病的诊治。尤其对糖尿病及其慢性并发症及"甲亢""甲减"的治疗具有丰富的临床经验。

98. 糖尿病肾病的治疗原则有哪些

糖尿病肾病的特征是从早期的高滤过状态,继而出现微量白蛋白尿,逐步进展至大量蛋白尿和血肌酐水平上升,最终发生肾功能衰竭,需要透析或肾移植。在糖尿病肾病的早期阶段通过严格控制血糖和血压,可防止或延缓糖尿病肾病的发展。

（1）保持良好的生活方式:控制体重、健康饮食、戒烟及适当运动等。

（2）低蛋白饮食:临床糖尿病肾病期时应实施低、优质蛋白饮食,肾功能正常的患者饮食蛋白入量为 0.8 克/（千克·日）;在肾小球滤过率下降后,饮食蛋白摄入量为 0.6～0.8 克/（千克·日）,蛋白质来源应以优质动物蛋白为主。如蛋白摄入量≤0.6 克/（千克·日）时,适当补充复方 α 酮酸。

（3）糖化血红蛋白控制在 7% 以下可以显著减少糖尿病肾病的发生或进展。

（4）控制血压:目标血压应尽可能控制在 140/80 毫米汞柱以下。降压药首选 ACEI 或 ARB 类药物,血压控制不佳者可加用其他种类的降压药物。

（5）控制蛋白尿：自肾脏病变早期阶段（微量白蛋白尿期），不论有无高血压，首选 ACEI 或 ARB 类药物，并注意早期监测血肌酐和血钾浓度。不推荐血肌酐＞265.2 微摩/升（3 毫克/分升）的肾病患者应用 ACEI 或 ARB 类药物。

（6）透析治疗和移植：应该尽早开始血液净化治疗，一般肾小球滤过率降至 15～20 毫升/（分·1.73 米²）或血清肌酐水平超过 442 微摩/升（5 毫克/分升）时应积极准备透析治疗。可行肾移植或胰-肾联合移植。

（7）特别提醒：糖尿病患者有 20%～40%出现糖尿病肾病,糖尿病肾病治疗不如预防。严格的代谢指标控制和生活方式的管理,是预防糖尿病肾病的最好方法。

（苏颋为）

—— 专家简介 ——

苏颋为

苏颋为,上海交通大学医学院附属瑞金医院内分泌代谢科副主任医师。

临床擅长：垂体-肾上腺疾病的诊治。长期从事水盐代谢障碍的临床与基础研究。

99. 糖尿病肾病什么情况下需要透析治疗

糖尿病肾病（DKD）是常见的糖尿病慢性微血管并发症之一,在糖尿病患者群中的发生率为 20%～40%,伴有终末期糖尿病肾病（EASD）的 5 年生存率＜20%。ESRD 阶段肾脏代谢功能严重衰减,通过透析的方式可将机体内潴留的毒素及水分有效排出,迅速净化患者的血液,促进肾功能的修复。透析包括血液透析和腹膜透析,和肾移植治疗都为终末期肾衰的主要肾脏替代治疗的方式。两种透析治疗各有特点及利弊之处,医生在选择透析治疗时会综合考虑经济性、安全性以及有效性等各个方面,采取个体化治疗,改善患者的生存质量及预后。

ESRD 患者透析指征：①血肌酐＞707 微摩/升或肾小球滤过率（GFR）＜15 毫升/（分·1.73 米²）或内生肌酐清除率（Ccr）＜10 毫升/分；②出现恶心呕吐、乏力、扑翼样震颤等尿毒症综合征的症状和体征；③有高度浮肿、高血压、高血容量性心力衰竭等症状；④饮食控制和药物治疗不能纠正的高钾血症、高磷血症；⑤碳酸氢盐治疗抵抗的代谢性酸中毒；⑥铁剂和促红细胞生成素治疗无效的贫血;⑦保守治疗无法解决的胸膜炎或心包炎;⑧出现神经系统症状等。

尽管目前还没有形成对终末期 DKD 透析治疗时机的统一认识,但临床常常根据肌酐水平和出现并发症多少和程度进行综合考虑。终末期 DKD 患者的透析指征应早于非糖尿病患者,当 Ccr<20 毫升/分时,特别是血肌酐≥442 微摩/升,血钾>6.5 毫摩/升,有难以纠正的代谢性酸中毒;或伴有高度浮肿、高血压、高血容量性心力衰竭等表现时,应立即透析。

另外如果 DKD 患者出现急性肾衰竭、中毒和药物过量、溶血、代谢紊乱(高钙血症、高尿酸血症、代谢性碱中毒、乳酸性酸中毒、高渗性昏迷)、严重水负荷过重(肾病综合征、肾功能正常的糖尿病肾病伴高度水肿、顽固性心力衰竭、肝硬化)、肝衰竭(肝性脑病、高胆红素血症)等情况,需紧急透析。

（吴　坚）

—— 专家简介 ——

吴　坚

吴坚,主任医师,硕士生导师。上海中医药大学附属上海市中西医结合医院内分泌科主任,虹口区卫生和计划生育委员会重点专科负责人,中国中医药研究促进会内分泌学分会副会长。

临床擅长:中西医结合诊治糖尿病慢性并发症、甲状腺疾病、肥胖症、痛风、骨质疏松等。

100.　糖尿病肾病患者饮食需要注意哪些

饮食治疗是糖尿病肾病患者的基础治疗之一,对于延缓糖尿病肾病的进展有很大帮助。除了遵从一般的糖尿病饮食指导以外,对于合并糖尿病肾病的患者,应特别注意以下两点。

首先,减少饮食中的蛋白质含量,每天蛋白质的摄入总量应该占总热量的 15% 以下。如果根据患者的标准体重计算,那就是每天 0.6~1.0 克/千克体重。对于早期糖尿病肾病、微量尿蛋白的患者,蛋白质的摄取可以按照每天 0.8~1.0 克/千克体重;而对于出现大量蛋白尿的患者,蛋白质的摄取应该进一步减少,每天 0.6~0.8 克/千克体重。但是,也要注意不能走极端,每天的蛋白质不能低于 0.6 克/千克。笔者在门诊就遇到过少数患者,每天摄入的蛋白质过少,结果导致严重的营养不良。在挑选蛋白质来源的时候,应该选择优质蛋白,如鱼类、禽类等。

其次，控制食盐的摄入，特别是对于合并有高血压的患者，每天摄入的盐量应该低于 2.4 克，大概相当于一个牙膏盖的量。平时不要吃腌制的食品，例如酱菜、腐乳、咸鱼、腊肉、各种调味酱等。

要在日常生活中做到上述的要求，有时候并不容易。除了需要患者本人的注意和努力外，也需要家庭成员的支持和配合，循序渐进，共同保护好患者的肾脏。

（张朝云）

—— 专家简介 ——

张朝云

张朝云，复旦大学附属华山医院内分泌科副主任医师、副教授，硕士研究生导师。

临床擅长：内分泌代谢疾病的临床工作，临床尤其擅长糖尿病并发症、垂体疾病的诊治。专注于糖尿病肾病的发病机制及防治药物的研究。

101. 糖尿病肾病如何定期随访

糖尿病肾病是糖尿病常见的慢性微血管并发症之一，有 20%～40% 的糖尿病患者最终将发展为糖尿病肾病，在我国和欧洲其他国家，它也是导致终末期肾脏疾病需要血液透析患者中最常见的原因，同时还具有较高的心血管事件的风险，是糖尿病死亡的主要病因。因此，糖尿病患者应该常规进行糖尿病肾病的筛查。1 型糖尿病在确诊 5 年后进行初筛，2 型糖尿病患者在确诊时即开始筛查。同时相应眼底检查若发现视网膜病变，对糖尿病肾病有较好的诊断价值。

国内国际指南建议动态监测肾功能包括：①血肌酐水平，估算肾小球滤过率，以此进行慢性肾脏病的分期。②尿微量白蛋白/尿肌酐的比值。每年至少 1 次。目前公认的糖尿病肾病危险因素包括高血糖、高血压、脂代谢异常、肥胖、吸烟等。大型随机对照临床试验的证据表明，对糖尿病肾病的危险因素进行积极干预、综合预防，可以明显控制其发生和发展，早期可逆转病情。这些治疗包括改变不良生活方式，控制血糖，控制血压，控制体重，纠正血脂紊乱，戒烟，等等，让患者充分了解糖尿病及糖尿病肾病的相关知识及自我管理知识，并长期坚持治疗，定期随访监测。要培养良好的遵医行为，强化对体重、血糖、血压、血脂的控制,强化多因素综合干预的随访模式。确诊为糖尿病肾病后,患者需要定期检查血糖、血压、肾功能、尿微量白蛋白/尿肌酐、血脂和体重的变化,并评估心脑血管病变及糖尿病视网膜病变的危险因素,最好每 3 个月或半年检测 1 次上述指标,若不能耐受至少每年 1 次定期专科门诊随访,最好能固定医院、固定科室和医师,以保证随访的连续性。

（蔡危威）

—— 专家简介 ——

蔡危威

蔡危威,副主任医师,上海市普陀区利群医院内分泌科主任。

临床擅长:难治性糖尿病及糖尿病慢性性并发症、毒性弥漫性甲状腺肿(Graves 病)伴浸润性突眼、肥胖病的治疗。

102. 糖尿病肾病如何预防

糖尿病患者中有 20%～40%会发生糖尿病肾病,糖尿病肾病是常见的慢性并发症之一,也是糖尿病患者肾衰竭的主要原因。一旦出现持续蛋白尿则病情不可逆转,往往发展成终末期肾功能衰竭,需要透析或肾移植,所以预防糖尿病肾病非常重要。大家可分四步走来预防糖尿病肾病。

(1)生活方式干预:是必不可少的措施。糖尿病患者合理控制体重、戒烟,并应坚持低盐饮食、优质动物蛋白质饮食。动物蛋白质中必需氨基酸的含量高,生物效价高,如奶类、禽蛋类、水产类,有利于保护肾脏。如已有肾功能损伤,应控制蛋白质摄入量,多吃新鲜蔬菜、水果和五谷杂粮,同时要进行适度的体育锻炼。

(2)严格控制血糖:是预防糖尿病肾病的关键。高血糖是导致糖尿病肾病发病的主要因素,长期高血糖导致肾脏出现进展性的病理损伤。对已发生糖尿病肾病者,用格列喹酮、瑞格列奈控制血糖较为理想,病情严重者应用胰岛素控制血糖。

(3)控制高血压:是预防治疗糖尿病肾病的手段。高血压会引起肾脏损害,肾脏损害又会加重高血压。糖尿病患者不论什么原因引起的高血压,都应积极控制。选用血管紧张素转化酶抑制剂及血管紧张素 Ⅱ 受体拮抗剂可通过降低系统血压和肾内血压,减少蛋白尿的排出,延缓糖尿病肾病进展。目标血压应降至120/80 毫米汞柱以下。

（4）定期进行评估筛查：可早期发现糖尿病肾病的线索。微量白蛋白尿是发现早期糖尿病肾病的主要指标。有 5 年糖尿病的患者，要定期查尿微量白蛋白测定、24 小时尿蛋白定量、肾功能，并注意测量血压，做眼底检查。

（周　勇）

—— 专家简介 ——
周　勇

周勇，主任医师，上海市徐汇区大华医院内分泌科主任。建立综合医院、疾控、社区卫生服务中心、患者四位一体的糖尿病分级防治体系"徐汇糖管云"。管理患者 7 万余人，血糖控制达标率从 38.4％提高至 65.6％，荣获上海医学科技奖三等奖。

临床擅长：糖尿病及其急慢性并发症的防治。

103. 糖尿病会导致白内障吗

白内障是指多种原因（如老化、遗传、局部营养障碍、免疫与代谢异常等）引起的晶状体代谢紊乱，导致晶状体蛋白质变性而发生混浊。糖尿病与白内障关系密切。一方面，糖尿病患者体内醛糖还原酶活性增强，葡萄糖转化为山梨醇，晶状体内山梨醇浓度升高，造成细胞内渗透压升高，晶状体纤维吸水肿胀而混浊加速白内障的发生和发展。这种类型的白内障称为（真性）糖尿病性白内障，常发生于血糖没有很好控制的中青年及少儿糖尿病患者。多为双眼发病，发展迅速，常伴有屈光变化。血糖升高时出现近视，血糖降低时出现远视。另一方面，老年人随年龄增长，缺乏日光照射，内分泌紊乱和代谢障碍等因素的影响，很容易发生老年性白内障。糖尿病患者往往合并血脂、尿酸、血黏度等多种内分泌和代谢紊乱，更容易合并老年性白内障。这种情况，称之为糖尿病性老年性白内障，多见于 45 岁以上的人群，临床表现与老年性白内障相似，但是发病更早，进展更快。

因此，糖尿病会导致白内障的发生。对血糖控制不佳的年轻患者，会引起真性糖尿病性白内障；对于老年人，会增加发生糖尿病性老年性白内障的风险。

与普通白内障患者相比，糖尿病患者患白内障后，除了视力下降影响正常生活外，更重要的是由于屈光间质混浊影响眼底的观察，可能导致对眼底病变的遗漏，耽误对眼底病变的诊断和治疗。若在发病初期及时地控制血糖，变浑浊的晶状体可以部分恢复透明。晶状体一旦完全浑浊只有依靠手术复明。若治疗不及时，很快即可致盲。本病是可以预防的，控制血糖、定期复查、及早处理，可避免走向"黑暗"。

（陶　枫）

--- **专家简介** ---

陶　枫

陶枫，中医学博士，主任医师，上海中医药大学附属曙光医院内分泌科副主任。通过巴黎 Descartes 大学内分泌和代谢病专科医师资格认证，师从全国名老中医蔡淦和丁学屏教授。

临床擅长：中西医结合治疗常见内分泌代谢疾病如肥胖、糖尿病、甲状腺疾病等。

104. 糖尿病视网膜病变是如何发病的

糖尿病是一个无声的"杀手"，当长期血糖控制不理想时，它会缓慢地损害着全身的组织和脏器，眼睛也不例外。据研究，在工作年龄段的美国人中糖尿病视网膜病变是新发生法定盲的首要病因，而在新诊断的糖尿病患者中约有 21％的患者已经有糖尿病视网膜病变的表现，其中有一部分人甚至已经是严重的、接近失明的糖尿病视网膜病变患者。

从某种意义上说，糖尿病视网膜病变的发生与血糖控制的好坏及病程长短有密切的关系，长期糖代谢异常，引起眼组织、神经及血管微循环改变，造成眼的营养和视功能的损坏。微血管是指介于微小动脉和微小静脉之间，管腔小于 100～150 微米的微小血管及毛细血管网，是组织和血液进行物质交换的场所。由于糖尿病患者血液成分的改变而引起血管内皮细胞功能异常，使血-视网膜屏障受损。视网膜毛细血管内皮细胞色素上皮细胞间的联合被破坏，造成小血管的渗漏，患者出现视力障碍，严重者可失明。

其发生发展的过程大致上可以分成三个阶段：第一阶段为视网膜无病变期，出现于糖尿病刚发生时，患者眼底组织尚无任何糖尿病所致异常改变；第二阶段为非增殖性糖尿病视网膜病变期，为糖尿病患者病情控制不理想，病变不断发展所致，这时患者的眼底开始出现微血管瘤、出血、渗出等改变，表现为边界清楚的红或暗红斑点,有的位于棉絮斑边缘,有的位于末梢小动脉或静脉上,有的位于出血斑中心,大小不等,小如针尖,大至视网膜小血管直径,边界不清、光滑。视网膜微血管瘤一般长期存在,但也可因管壁增厚、玻璃样变性,囊腔自然阻塞,逐渐变成粉色或边沿发白,最后形成小圆白点,患者的视力等功能可能出现下降;第三个阶段为增殖性糖尿病视网膜病变期,是第二阶段病情未得到有效控制而发展形成的,其特点是在原有病变的基础上出现视网膜新生血管、玻璃体出血、牵拉性视网膜脱离等严重致盲性病变,更多的证据显示其变化与氧化应激、自由基、多元醇途径、炎症反应、细胞凋亡等有关,因此长期良好的血糖控制可减轻或预防糖尿病视网膜病变的发生和发展。

(刘 波)

—— 专家简介 ——

刘 波

刘波,上海交通大学附属第六人民医院金山分院内分泌科主任医师。

临床擅长:糖尿病的诊治,糖尿病酮症酸中毒昏迷、高渗昏迷及糖尿病视网膜病变、糖尿病肾病、糖尿病神经病变等急慢性并发症的处理。

105. 糖尿病视网膜病变是如何分期的

糖尿病视网膜病(DRP)是最常见的微血管并发症和成年人后天性失明的主要原因,也是高血糖所致血管病变中最特异的表现。关于糖尿病视网膜病变的分期,我国以往采用的是 1985 年第三届全国眼科学术会议讨论通过的六级分期法,但该分期方法中没有考虑到黄斑病变,所以目前更广泛采用的是 2002 年 4 月国际眼科会议和美国眼科学会联合会议提出的 DRP 国际临床分类法,该国际分期法是当前全球统一、实用、便利的分级标准。按照该国际分类法,DRP 共分为下列五个级别。

1 期:无明显视网膜病变。

2 期:轻度非增殖性 DRP,仅有微动脉瘤。

3 期:中度非增殖性 DRP,病变介于 2 期和 4 期之间。

4 期:重度非增殖性 DRP 并存在以下的任意一项:①4 个象限都有 20 个以上的视网膜内出血灶;②2 个以上象限有确定的静脉串珠;③1 个以上的象限发生视网膜内微血管异常;④无增殖性视网膜病变体征。

5 期：增殖性 DRP,存在一种或更多种病变(新生血管、玻璃体积血、视网膜前出血等)。

（张祥林）

── 专家简介 ──

张祥林

张祥林,副主任医师,复旦大学附属华山医院北院内分泌科主任。上海市医学会内分泌专科分会疑难病学组委员,上海市医学会糖尿病专科分会微血管病变学组委员。

临床擅长：糖尿病、甲状腺疾病、痛风等内分泌代谢病的诊断和治疗。

106. 糖尿病患者如何进行眼底检查

糖尿病性视网膜病变(DR)是糖尿病性微血管病变中最重要的表现,是一种具有特异性改变的眼底病变,是糖尿病的严重并发症之一。多见的眼病有白内障、视力下降,严重者会失明。因此,糖尿病患者要注重检查眼睛。那么,糖尿病患者如何进行眼底检查呢?

(1) 视力检查：糖尿病患者首先要对视力进行检查,通过视力的好坏,可以直接反映出患者血糖控制的好坏。

(2) 电生理检查：可以检查视神经、视网膜的生理情况,为糖尿病白内障手术提供有效的信息。

(3) B超检查：对眼前节混浊窥不清眼底时有很好的诊断效果,它可以诊断出玻璃体有无混浊或积血,有无机化条索和视网膜脱落的情况。

(4) 眼底检查：是糖尿病眼病的检查的一种,也是十分必要的检查,即使患者没有自觉眼病的症状,通过眼底检查也能很好的发现病情。

(5) 裂隙灯显微镜检查：患者还应进行裂隙灯显微镜检查,随着患者病程的延长和血糖不能很好的控制,眼内会出现一些细微的变化,通过裂隙灯显微镜可以检出。

(6) 眼压：由于糖尿病患者青光眼的发病率明显增加,糖尿病视网膜病变患者玻璃体视网膜出血后,新生血管性青光眼发生率高,这类患者实施玻璃体手术的时候,如果联合惰性气体或者硅油填充,手术后常常会并发眼压升高。因此,眼压测量是糖尿病视网膜病变患者的常规检查项目。

（7）光学相干断层扫描（OCT）：OCT 检查是采用 850 纳米波长的激光对视网膜进行断层扫描，主要用于黄斑水肿、裂孔的测量和青光眼视网膜神经纤维层厚度的测量，检查结果可以精确到微米级，这是近 10 年发展起来的一项眼科影像学诊断新技术。糖尿病视网膜病变患者常常存在黄斑水肿，黄斑水肿是患者视功能损害的重要原因之一。OCT 检查有助于黄斑水肿的诊断、激光光凝、曲氧萘德玻璃体腔注射等治疗和疗效判断。

（8）眼底荧光血管造影：眼底荧光血管造影检查，是将造影剂通过静脉注射到人体内，利用特定滤光片的眼底照相机，拍摄眼底血管和灌注的过程。通过这项检查，可以了解糖尿病视网膜病变患者有没有微血管瘤，是不是存在视网膜无灌注区，有没有视网膜内微循环异常、黄斑水肿和早期新生血管等。眼底荧光血管造影检查，是糖尿病眼底病变临床分类、治疗方法选择和疗效判断的最重要依据。

最后，2 型糖尿病患者在诊断后应每年散瞳查眼底，1 型糖尿病则应在初诊 5 年后每年检查眼睛。有些患者确诊糖尿病较晚，建议一旦确诊就找眼科医生报到，进行眼底病变的检查。如血糖控制不理想或已经有眼部病变的患者需 3 个月到半年进行一次检查，或根据医生建议接受更密切的随访。

（程　雯）

—— 专家简介 ——

程　雯

程雯，主任医师，硕士生导师，上海市宝山区中西医结合医院内分泌科主任、内分泌代谢中心副主任。

临床擅长：大内科及专科常见病及少见病的诊治原则及急诊的抢救，糖尿病及常见急慢性合并症的诊治，尤其是糖尿病周围神经病变及糖尿病肾病方面。

107. 糖尿病视网膜病变可以用血管内皮生长因子抑制剂治疗吗

在全球，糖尿病视网膜病变影响着大约 150 万人，世界卫生组织统计影响人数在 2025 年将翻倍。糖尿病性视网膜病变是糖尿病常见的微血管并发症之一，已成为大多数发达国家工作年龄人群致盲的首要原因，其致盲的主要机制是新生血管形成导致玻璃体出血、牵引性视网膜脱离以及新生血管性青光眼。

糖尿病性视网膜病变的新生血管形成后结构不良，容易发生渗漏、出血，同时周围常伴有结缔组织增生，从而引起视网膜、玻璃体机化膜，最终出现视网膜脱离。已有研究证明，新生的血管内皮生长因子（VEGF）可诱导实验性视网膜新生血管形成；当视网膜新生血管发生消退时，VEGF 水平也下降至正常。

近年来，随着细胞生物学和分子生物学技术在发病机制方面的深入研究，细胞因子在其发生、发展中的作用越来越被重视。其中，VEGF 被认为是最可能的眼内新生血管生长因子，其生物活性可以被抑制剂阻断，从而达到抑制新生血管生成的效果。

治疗增殖性视网膜病变的最具前景的药物是抗血管形成的血管内皮生长因子抑制剂，如贝伐珠单抗、雷珠单抗、哌加他尼钠等。对于某些经选择的增殖性糖尿病视网膜病变病例，血管内皮生长因子抑制剂作为全视网膜光凝术和/或玻璃体切除术的辅助治疗可能是有用的。但是，增殖性糖尿病视网膜病变患者长期使用该药的有效性和安全性尚不确定，因此我们不推荐玻璃体内应用血管内皮生长因子抑制剂作为增殖性糖尿病视网膜病变的常规初始治疗。

（陈凤玲）

—— 专家简介 ——

陈凤玲

陈凤玲，主任医师、博士、博士研究生导师。上海交通大学医学院附属第九人民医院（北部）内分泌科主任。兼任上海市医学会糖尿病专科分会委员；上海市医师协会内分泌代谢科医师分会委员。

临床擅长：常见内科疾病尤其内分泌代谢疾病的诊治。

108. 哪些糖尿病视网膜病变患者需要行玻璃体切割术

玻璃体切割术是从眼睛去除一些或全部玻璃体液的手术。糖尿病可导致糖尿病性视网膜病变，可能通过非增殖性或增殖性视网膜病变来损害视力。增殖型的特征在于在眼睛内形成新的、不健康的、经常破裂出血的异常小血管（称为玻璃体出血）和/或导致纤维瘢痕组织在视网膜上生长，并导致视网膜分离。通常医生在早期阶段，使用激光光凝治疗技术来治疗，以预防这些问题。而当出血或视网膜脱离发生时,通常采用进一步的手术方式——玻璃体切割术来恢复视力。

出现下面的糖尿病眼部并发症常常采取玻璃体切割术:①严重的玻璃体积血。②牵拉性视网膜脱离。③进行性纤维血管增生。④视网膜前出血和黄斑前纤维膜。⑤牵拉性黄斑部视网膜水肿及脱离。⑥新生血管性青光眼。⑦增生性糖尿病性视网膜病变合并白内障。⑧溶血性青光眼。

(周里钢)

—— 专家简介 ——
周里钢

周里钢,医学博士,主任医师,复旦大学附属浦东医院内分泌科主任兼大内科主任。毕业于日本京都大学,美国耶鲁大学医学院内分泌科博士后,上海市教委特聘教授、东方学者和浦江人才。现任上海市医学会内分泌专科分会委员。

临床擅长:擅长糖尿病和甲状腺疾病的中西医结合治疗。

109. 糖尿病视网膜病变患者为何需要做激光光凝治疗

糖尿病性视网膜病变是糖尿病严重的眼部并发症,对视功能的危害很大,目前,我国 20 岁以上成年人糖尿病患病率约 9.7%,糖尿病总人数达 9 240 万,糖尿病性视网膜病变已成为我国主要的致盲眼病。

美国"早期治疗糖尿病视网膜病变研究"小组和"糖尿病视网膜病变研究"小组共同确立了糖尿病性黄斑水肿和糖尿病视网膜病变的标准治疗方法,迄今为止,激光光凝仍是唯一被验证有效的治疗糖尿病视网膜病变的方法,可有效降低糖尿病患者严重视力丧失的可能。

然而,视网膜激光光凝治疗是通过其损伤作用,对有病变视网膜组织进行破坏,使之从耗氧变为不耗氧,进而使健康的视网膜组织有更好的氧气供应,有助于新生血管的逐渐萎缩,保护现存视力,但并不能直接提高患者的视力,而且当病变已到严重程度的患者,有时要以牺牲部分视力、视野及暗适应等为代价,以阻止糖尿病视网膜病变的病情发展。

总之,激光光凝治疗糖尿病视网膜病变是一种快捷、方便、痛苦小且极为有效的方法，目前还没有任何一种药物能对糖尿病视网膜病变有这样的作用。但医生需要向患者耐心解释光凝的时机、目的及可能引起的并发症极为重要，这样既给患者解除了痛苦和一些不必要的担心，不失时机地治疗了疾病，而且也避免了一些不必要的医疗纠纷。

（翟迎九）

—— 专家简介 ——

翟迎九

翟迎九，医学硕士，副主任医师。上海市浦东新区周浦医院内分泌科主任，上海市医学会糖尿病专科分会微血管病变学组成员。

临床擅长：糖尿病、甲状腺疾病的诊治。

110. 糖尿病视网膜病变患者如何定期随访

糖尿病视网膜病变(DR)是糖尿病微血管并发症中最常见的病变之一，主要特征是视网膜微血管的闭塞和渗漏，最常见的后果是导致失明。糖尿病视网膜病变的发生和发展与糖尿病病程长短及血糖控制水平等显著相关。在糖尿病视网膜病变的早期一般无自觉症状，随着病变发展，可有不同程度视力减退、闪光感、视物变形、眼前黑影飘动和视野缺损等症状，严重者视力减退甚至失明。因此，对于糖尿病患者应进行定期随访、早期发现并治疗威胁视力的视网膜病变。具体随访建议如下。

(1) 成人 1 型糖尿病患者在糖尿病发病 5 年内应接受眼科医生首次散瞳后的全面眼科检查，2 型糖尿病患者一经确诊即由眼科医生进行首次散瞳后的全面眼科检查。

(2) 如果一次或多次每年的眼科检查没有发现糖尿病视网膜病变，可以考虑每 2 年检查一次。一旦发生有任何程度的糖尿病视网膜病变，则无论 1 型还是 2 型糖尿病患者，随访时间应至少每年一次。如果视网膜病变正在进展或视力受到威胁，则需要增加随访频率。

(3) 由于妊娠可诱发和加重糖尿病视网膜病变，糖尿病患者应在妊娠前和妊娠初 3 个月接受全面眼科检查，综合评价糖尿病视网膜病变发生和发展的风险，并密切随访。然后，根据视网膜病变程度，整个妊娠期间及产后一年进行定期随访。

（4）虽然眼底照相可用作视网膜病变的筛查工具，但其不能代替全面的眼科检查。

（戈少红）

—— 专家简介 ——

戈少红

戈少红，上海市黄浦区中心医院内分泌科副主任医师。

临床擅长：糖尿病及糖尿病并发症、甲状腺疾病的诊断和治疗。

神经｜经｜病｜变

111. 什么是糖尿病神经病变

　　糖尿病神经病变是糖尿病的重要慢性并发症之一，其进展与糖尿病病程和血糖控制情况密切相关，约有 50％ 病程较长的 1 型、2 型糖尿病患者会发生神经病变。通常表现为三类：多发性神经病变、单一神经病变及自主神经病变，其中糖尿病多发性周围型神经病变最为常见。在诊断时，要结合病史，并排除其他原因引起的神经病变。

　　从症状看，可能造成遍及全身的感觉神经、运动神经、自主神经三方面的异常。感觉神经病变通常表现为远端对称性感觉缺失、感觉过敏、感觉异常和感觉迟钝。随病情进展导致肢端麻木、针刺或烧灼感，并扩散至全身。也有患者存在神经性疼痛，其特点是多见于下肢，休息时存在而夜间加重，随病情进展可消失但肢端感觉异常持续存在。运动神经病变则可能出现肌无力、胸腹部疼痛、大腿臀部疼痛或糖尿病肌萎缩等表现。自主神经病变可累及全身多系统包括心血管系统、胃肠道系统、泌尿生殖系统、排汗系统和代谢系统，造成静息心动过速、胃轻瘫、膀胱排空障碍、下肢无汗等现象。

　　要诊断糖尿病神经病变，症状和神经系统体格检查最为重要，其他一些辅助检查如震动感觉阈值、肌电图等在必要时也提供重要价值。而糖尿病神经病变的治疗上强调首先全面控制代谢危险因素基础上，联合一些药物治疗，但其效果常不能立竿见影，需要较长时间治疗。

（刘晓霞）

112. 糖尿病神经病变的危害是什么

　　糖尿病累及周围神经时，早期症状以感觉障碍为主，表现为对称性疼痛和感觉异常，下肢症状较上肢多见。主要表现有麻木、蚁走、虫爬、发热、触电感觉，往往从远端脚趾上行可达膝上，有穿袜子和戴手套样感觉，疼痛多呈刺痛、灼痛、钻凿痛，有时有触觉过敏，严重影响生活质量。当出现感觉减退或消失时，糖尿病患者常不能及时发现足部受到的损伤,加之糖尿病自主神经病变所造成的皮肤干燥、皲裂和局部的动静脉短路,极易出现或加重糖尿病足的发生发展。糖尿病足是糖尿病最严重的和治疗费用最高的慢性并发症之一,严重者可以导致截肢。

糖尿病累及心血管自主神经时,早期有心慌表现,即休息时心动过速,中晚期可出现直立性低血压,严重者可以出现无痛性心肌梗死、心律失常导致猝死等,危及生命。累及胃肠道自主神经时,可造成上腹饱胀感、恶心、呕吐、便秘与腹泻等症状。累及泌尿生殖自主神经时,可能发生阳痿、不育及排尿障碍。

（张　烁）

—— 专家简介 ——

张　烁

张烁,女,医学博士,复旦大学附属华山医院内分泌科副主任医师,上海市医学会糖尿病专科分会外周血管和糖尿病足学组委员。

临床擅长：糖尿病及其并发症的诊治,尤其是糖尿病周围神经病变的研究。

113. 怎样知道有没有糖尿病神经病变

糖尿病患者们经常会担心自己发生神经病变,因为糖尿病神经病变是引起足部溃疡、坏疽甚至是截肢的最主要的罪魁祸首,也是引起生活质量严重下降的起点。那么在患了糖尿病之后,怎么可以知道有没有发生糖尿病神经病变呢?

首先可以关注一下自己有无糖尿病神经病变典型的症状,如下肢出现麻木感、烧灼感、刺痛感,下肢出现乏力、抽筋或隐痛,以及这些症状有无在夜间加剧,有无在行走的时候减轻,有无曾因疼痛或不适而从睡眠中被惊醒。当你告知医生有上述症状时,医生首先会仔细询问麻木情况,麻木诱发原因、部位、时间、合并其他表现,等等。然后医生会做相关的体格检查,如踝反射、128赫兹音叉振动觉检查、10克单纤维尼龙丝检查、温度觉检查、针刺检查等以明确有无糖尿病神经病变的体征。根据糖尿病神经病变的症状和体征,则基本可以确定是否已经发生了糖尿病神经病变。但是应指出,如果没有症状也要定期筛查糖尿病神经病变。

在一些特殊情况下,医生还会选择神经电生理检查、一些血液化验检查如维生素 B_{12} 和甲状腺功能等,甚至行腰椎穿刺检查等,以鉴别神经损伤的原因是否为糖尿病引起。

（李益明）

114. 手麻脚麻是糖尿病神经病变吗

　　糖尿病者最常见的手脚麻木原因为糖尿病神经病变。这种发麻一般从足部开始，两个脚常都会出现麻木，甚至疼痛、虫爬感、灼热感等症状，有时行走时有如脚踏棉花的感觉。这种麻木主要原因为血糖升高引起的神经传导障碍和末梢神经损害，主要发生在病程较长、血糖控制不佳或近期血糖波动较大患者。

　　足部麻木还应注意有无维生素缺乏、腰椎间盘突出或椎间孔狭窄或坐骨神经病变等情况，这些疾病还常伴有大腿明显无力、腰部或臀部明显疼痛等症状。当糖尿病患者如果突然出现了一侧肢体麻木，可以是一侧上肢或下肢或者半身麻木，应警惕"中风先兆"，常合并说话不利索、眩晕、视物不清、吞咽困难等症状。糖尿病患者如果出现环指、小指、中指麻木，或者五个指头全麻，或者前臂、上臂麻木而脚麻不明显时应考虑到颈椎病，特别是存在颈部僵硬或者麻木情况与头部转动有关时更应警惕。糖尿病患者如果经常发生手指抽筋，而且伴有手掌阵阵发麻情况时应警惕"腕管综合征"，这种病会出现拇指、示指、中指间歇性麻木、刺痛或灼热感。

（李益明）

115. 血糖越高越容易得糖尿病神经病变吗

　　高血糖可以使细胞内的某些代谢酶活性发生改变，影响葡萄糖的正常代谢，引起神经结构和功能的改变。高血糖引发神经元内重要成分减少，导致神经传导速度减慢。高血糖可使蛋白质变性，堆积于血管壁，导致神经的缺血损害。高血糖时，还可导致神经的供养血管分布异常，血液黏滞度增大，加重神经组织的缺血缺氧。

　　一般而言，血糖越高越容易得糖尿病神经病变，高血糖通过引起体内代谢紊乱、微循环障碍，造成神经缺血、缺氧而逐渐发生糖尿病神经病变。良好的代谢控制、教育是预防糖尿病神经病变的最有效方法，能阻止或延缓糖尿病神经病变的进展。

（鹿　斌）

鹿　斌

鹿斌,医学博士,复旦大学附属华山医院内分泌科副主任医师,硕士生导师,复旦大学内分泌糖尿病研究所所长助理。

临床擅长：垂体疾病、糖尿病慢性并发症包括糖尿病神经病变和糖尿病肾病的诊治。

116. 糖尿病神经病变和吸烟有关系吗

我们都知道吸烟有害健康,会引发多种疾病。吸烟已被证明是心脑血管、呼吸系统疾病及恶性肿瘤的主要危险因子,有"慢性杀手"之称。糖尿病神经病变是糖尿病最常见的慢性并发症之一,是由于人体长期处于高血糖状态,损害了人体某处或多处神经系统,从而影响人的神经功能,犹如"电路老化"。那糖尿病神经病变和吸烟有关系吗?

大量的研究结果显示,吸烟是糖尿病发生发展的主要危险因素之一,长期吸烟通过干扰脂代谢、直接损害血管内皮细胞结构、增加血小板活化和黏附活性、导致低度炎症反应和诱导氧化应激等作用,诱发微血管病变和血栓形成,加速糖尿病神经病变的发生发展。吸烟还会刺激肾上腺素分泌,而肾上腺素是一种兴奋交感神经并升高血糖的激素,可造成血压升高和血糖波动,加剧神经病变。

糖尿病神经病变患者应强制戒烟。

（鹿　斌）

117. 糖尿病神经病变可以预防吗

早期发现并控制糖尿病神经病变的各种危险因素,可以预防、延缓糖尿病神经经病变的发生和发展。

（1）良好的控制血糖：应当纠正血脂异常,控制高血压。有研究表明,严格控制血糖可以使糖尿病神经病变的发生风险降低 60%。糖化血红蛋白（HbA$_{1c}$）应当控制在 7.0% 以下。同时,血压应当小于 120/80 毫米汞柱,并且纠正血脂异常。

（2）加强足部护理：患者应当每天检查足部是否有干裂、胼胝及趾间和趾甲周围是否有感染迹象，选择透气性良好、质软、合脚的鞋袜，经常检查并取出鞋内异物；患者应当每天洗脚，水温不宜过高，春秋季节足部易干裂，可用中性润肤霜均匀涂擦，汗脚可撒些滑石粉；恰当修剪趾甲，避免足部暴露于高热物体或化学物质，预防外伤。

（3）定期进行糖尿病神经病变的筛查：所有患者应在诊断为糖尿病后至少每年筛查一次糖尿病神经病变；对于糖尿病程较长，或合并有眼底病变、肾病等微血管并发症的患者，应该每隔3～6个月进行复查。一旦诊断为糖尿病远端对称性多神经病变，应特别保护丧失感觉的双足，以减少皮肤损伤和截肢的风险。

（王奇金）

—— 专家简介 ——

王奇金

王奇金，医学博士，海军军医大学附属长海医院内分泌科副主任医师，副教授，硕士研究生导师。全军内分泌专业委员会委员，全军微血管病专业委员会常务委员，上海市医学会内分泌专科分会青年委员。

临床擅长：难治性糖尿病的综合调控、甲状腺疾病的中西医结合处置、男女更年期疾病的治疗、骨代谢疾病诊治等。

118. 应该多长时间进行一次糖尿病神经病变的筛查

所有2型糖尿病患者需要在确诊时进行糖尿病神经病变的筛查，并且在此之后每年复查；所有的1型糖尿病患者在发病5年后需进行糖尿病神经病变检查，并且在此之后每年复查。对于糖尿病程较长，或合并有眼底病变、肾病等微血管并发症的患者，应该每隔3～6个月进行复查；一旦诊断为糖尿病性多发性末梢神经病，应该每隔3个月进行复查，特别保护丧失感觉的双足，以减少皮肤损伤和截肢的风险。

筛查糖尿病神经病变的检查包括：详细的病史，特别要询问是否存在神经病变（麻木、疼痛等）临床症状；检查患者的足部能否分辨冷热感觉，能否感觉到刺痛，能否感觉到音叉震动，能否感觉到10克尼龙丝触碰等；检查脚踝部的神经反射是否存在。

（汤　玮）

上海市医学会百年纪念科普丛书

—— 专家简介 ——

汤 玮

汤玮，博士，海军军医大学附属长征医院内分泌科副主任医师、副教授，硕士生导师。兼任全军微血管病学会青年委员、上海市医学会糖尿病专科学分会青年委员会副主任委员等学术任职。

临床擅长：糖尿病及其慢性并发症、难治性甲状腺疾病、甲状腺相关性眼病等疾病诊治。

119. 肌电图检查对糖尿病神经病变有价值吗

通常情况下，糖尿病神经病变的筛查不需要肌电图检查，但是当患者的临床特征不典型，诊断不明确，需要鉴别诊断神经损伤原因时常需进行该检查。

特别是当出现运动神经损伤程度明显严重于感觉神经损伤程度（如患者行走困难或者站立困难等表现为主）、神经病变进展迅速、神经病变临床表现不对称（如单手或单足出现相关症状）等情况时，建议进行肌电图检查。

（刘连勇）

—— 专家简介 ——

刘连勇

刘连勇，主任医师，上海市浦东新区浦南医院内分泌科主任。现任上海市医学会糖尿病专科分会糖尿病神经病学组委员，上海市浦东新区内分泌学分会秘书，中华医学会骨质疏松和骨矿盐疾病学分会社区工作学组委员。

临床擅长：肥胖、糖尿病、甲状腺、骨质疏松疾病的诊治。

120. 糖尿病神经病变如何治疗

严格控制血糖是最基本的措施，对于 1 型糖尿病患者而言，强化控制血糖可以积极干预糖尿病神经病变的发生与发展，而对于 2 型糖尿病患者，我们更强调应该全面管理代谢相关的危险因素，如戒烟、降低血脂等。

选择一些治疗药物，主要包括：神经修复药物，常用药如甲钴胺、生长因子等；抗氧化应激药物，主要通过抑制脂质过氧化，保护血管内皮功能发挥作用，常用药如硫辛酸等；改善微循环药物，主要通过扩张血管、改善血液高凝状态和微循环发挥作用，常用药如前列腺素 E_1、贝前列素钠、西洛他唑、己酮可可碱、胰激肽原酶、钙拮抗剂和活血化瘀类中药等；醛糖还原酶抑制剂如依帕司他等；其他一些药物还包括神经节苷酯和亚麻酸等。对症疼痛治疗见下文。

（王奇金）

121. 糖尿病神经病变疼痛如何治疗

首先，针对糖尿病神经病变进行治疗。严格控制血糖是最基本的措施，对于 1 型糖尿病患者而言，强化控制血糖可以积极干预糖尿病神经病变的发生与发展，而对于 2 型糖尿病患者，我们更强调应该全面管理代谢相关的危险因素，如戒烟、降低血脂等。此外，通过良好的血糖控制和减少血糖波动可改善患者疼痛症状。还可以选择一些治疗药物如神经营养促修复药、抗氧化剂、醛糖还原酶抑制剂、改善神经微循环药等。

当然，对症止痛是痛性糖尿病周围神经病变治疗的重要环节。建议患者在控制血糖的基础上，以抗惊厥药（普瑞巴林或加巴喷丁）、选择性 5 - 羟色胺和去甲肾上腺素再摄取抑制剂（如度洛西汀）和三环类抗抑郁药作为痛性糖尿病神经病变的一线治疗用药，当患者使用一种一线药物至最大剂量仍不能缓解疼痛时，考虑换用另一种一线药物，或联合使用其他一线药物。此外，局部治疗药物如利多卡因贴皮剂、辣椒素软膏等也可使用。以上方案均不能有效缓解疼痛时，再考虑加用阿片类药物（如曲马多、羟考酮控释片）。

药物治疗应遵循个体化原则，对症止痛药物可减轻绝大部分患者的症状，用药剂量应从小剂量开始，尤其对老年患者和易出现不良反应的患者，以减轻药物相关的不良反应。

（张寅飞）

—— 专家简介 ——

张寅飞

张寅飞，主任医师，嘉定区中心医院内分泌科主任。上海市医学会糖尿病专科分会神经病变学组委员。

临床擅长：糖尿病慢性并发症和甲状腺疾病的诊治，包括糖尿病神经病变、糖尿病足以及"甲亢""甲减"和甲状腺肿瘤等。

122. 糖尿病患者出现饭后恶心呕吐、胃胀与神经病变有关吗

糖尿病患者出现饭后恶心呕吐、胃胀，甚至部分患者出现严重恶心呕吐导致无法正常进餐，可能是糖尿病损伤了胃肠道的自主神经病变，医学上称之为糖尿病性胃轻瘫。

这类患者胃排空延迟和无张力，严重者可出现进食后频繁呕吐，表现为胃潴留、胃扩张，当然这些患者常常合并有其他糖尿病自主神经病变和其他并发症。临床上主要借助胃排空检查了解病情，这类患者常伴有胃扩张、蠕动减弱或消失，排空延迟，十二指肠球部张力降低，饭后 12 小时可能仍然有食物在胃内潴留。当然，这种疾病诊断前还需要先完善如胃镜等检查，排除消化道器质性病变和其他全身性疾病。

治疗上首先应控制血糖及其他代谢危险因素，其次以对症处理为主，止吐、促胃肠道动力药如吗丁啉、甲氧氯普胺、莫沙比利等药物可促进胃肠道蠕动，加速胃排空，可以缓解症状。

（张寅飞）

123. 糖尿病患者出现便秘、腹泻与神经病变有关吗

糖尿病患者出现便秘或腹泻，有时还会便秘、腹泻交替，可能是糖尿病损伤了胃肠道的自主神经。

肠内自主神经的功能损害可以导致小肠及结肠动力紊乱。我们知道，肠道的功能是消化、吸收和清除残余食物，正常情况下，肠道能够感知肠内容物、混合食物并不断向前蠕动。其中肠道升高的压力由胃窦部向十二指肠、空肠推进，维持正常胃肠动力。肠道自主神经病变引起肠道动力障碍，导致胃窦部压力峰值消失，十二指肠压力明显减少，空肠压力增加且运动异常，当食物通过肠道时，肠道动力出现异常，从而导致腹泻和便秘。当病变累及小肠时，多以近端小肠蠕动紊乱为主，最常见的症状为腹泻，可能由于小肠蠕动停滞引起细菌过度繁殖，细菌失调可促使胆盐分解，导致脂肪吸收不良，引起腹泻；而一旦病变累及大肠时，

结肠无张力，主要表现为便秘，可呈间歇性。

当糖尿病患者出现上述症状时应考虑糖尿病胃肠自主神经病变，但是也需要就诊医生排除其他原因引起的相关症状，如肠道器质性疾病及全身性疾病。

如果为糖尿病胃肠自主神经病变，治疗上当以对症处理为主，腹泻时酌情予以止泻药、肠道菌群调节剂，便秘困扰时则鼓励高纤维膳食，必要时予以润肠剂缓解症状。

（雷　涛）

—— 专家简介 ——

雷　涛

雷涛，医学博士，主任医师，教授，博士研究生导师。上海中医药大学附属普陀医院内分泌科主任，兼任上海市医学会内分泌专科分会委员。

临床擅长：糖尿病、肥胖、骨质疏松和甲状腺疾病等的诊治。

124. 糖尿病患者出现头晕、恶心与神经病变有关吗

糖尿病患者出现头晕，恶心时可能有多种原因。比如血糖剧烈波动可以出现这些症状，特别在发生低血糖时，因此出现这些症状时应立即测量血糖。当糖尿病患者合并有高血压时，血压的波动也会引起头晕、恶心的表现。有时一些治疗药物也可引起头晕、恶心等不良反应。

当然，在糖尿病侵犯自主神经病变时，也可出现晨起头晕、恶心的表现，一般这类糖尿病患者的病程较长且血糖控制不佳。长期卧床后起床或站立较久时可出现头晕、乏力、黑矇等表现，站立位收缩压可较平卧位时低 20 毫米汞柱或舒张压下降 10 毫米汞柱，有时还伴有餐后饱胀感、恶心、呕吐、上腹部不适、疼痛等表现。

（林寰东）

—— 专家简介 ——

林寰东

林寰东，博士，复旦大学附属中山医院内分泌科主任医师。

上海市医学会内分泌专科分会委员，上海市医学会骨质疏松专科分会委员，中华医学会内分泌学分会骨质疏松学组、高尿酸血症学组委员，上海市医学会糖尿病专科分会神经病变学组委员。

125. 男性糖尿病患者出现阳痿和神经病变有关吗

阳痿，医学术语称为勃起功能障碍，指阴茎持续不能达到或维持足够的勃起以完成满意的性生活，病程超过 3 个月。

男性糖尿病患者发生阳痿的可能性比没有糖尿病的普通人要高出 2～5 倍。随着年龄增长和糖尿病病程的延长，阳痿发生率会明显增加，50 岁以上患者的发生率可高达 50%～70%。

糖尿病患者发生阳痿的原因主要是高血糖可以损害支配阴茎勃起的神经，导致其对性刺激感觉和性冲动传导功能障碍；还可以影响支配阴茎的血管，使其发生动脉硬化，从而影响阴茎充血反应。当然，还可能有其他一些原因如性心理障碍等。因此，若男性糖尿病患者出现阳痿且持续 3 个月以上，建议至医院就诊，接受全面的病情评估及合理的诊疗。

那么，男性糖尿病患者出现性功能障碍如何治疗呢？

首先，需要调整生活方式，例如增加体育运动、合理营养、控制体重、合理补充 $n-3$ 脂肪酸、抗氧化物、钙等。

其次，积极控制血糖，良好的血糖控制可以有效地延缓性功能障碍的发生，建议患者至内分泌门诊在医生的指导下调整降糖方案。

再次可以在医生指导下选择治疗勃起功能障碍的药物，首选药物为 PDE-5 抑制剂如西地那非、伐地那非等，若该类药物治疗效果欠佳，可在医生的指导下考虑更换品种、选择海绵体注射、负压吸引等手段。心理疏导、性生活指导、中医辅助治疗等也是治疗男性性功能障碍的有效手段。

医生对性功能障碍的诊断及治疗需要结合患者主观症状以及客观准确的病史提供，鼓励患者可以和配偶共同配合参与诊治，保持良好的心理状态，克服羞涩、尴尬、难以启齿的情绪，才能事半功倍有助恢复。

（刘　芳）

—— 专家简介 ——

刘　芳

刘芳，上海交通大学附属第六人民医院内分泌代谢科行政副主任，主任医师，教授，博士生导师。兼任中华医学会糖尿病学分会神经并发症学组副组长、糖尿病足与周围血管病学组委员，中国医师协会内分泌代谢科医师分会青年委员会副主任委员等。

临床擅长：糖尿病神经血管病变和糖尿病足的诊治与多学科综合管理；妊娠期高血糖的诊治和综合管理；垂体瘤的多学科诊治管理。

外｜周｜血｜管｜及｜足｜病｜

126. 糖尿病下肢血管病变有什么特点

　　糖尿病下肢动脉血管病变(LEAD)是 2 型糖尿病常见的大血管并发症之一,但多数患者没有什么特殊感觉,少数患者在确诊糖尿病时已经患有 LEAD。普通的中老年人也可患有下肢血管病变,但糖尿病患者发病更早、病情更重、影响的下肢血管更多、预后更差,这些对患者的生活造成了严重影响。

　　糖尿病患者出现下肢血管病变时,可能会引起下肢的皮肤和肌肉组织发生缺血性溃疡,甚至造成截肢的严重后果。同时,这些患者容易出现心脑血管疾病,如冠心病(心肌梗死)和脑血管意外等,死亡率很高。下肢血管病变会引起相应的下肢动脉硬化狭窄,引起局部组织缺血缺氧。常见的表现是,缺血会引起间歇性跛行(走一段路程后,会感觉患肢疼痛,休息后好转,再次走相同路程后,又会出现疼痛)、感觉下肢很冷,严重时即使休息不动下肢也会明显疼痛,称缺血性静息痛。

　　下肢动脉病变的常见部位依次为股深动脉、腘动脉远端、胫动脉及趾动脉这些大动脉。早期会有大血管硬化,医学上称为慢性闭塞性动脉粥样硬化性病变。虽然微小动脉的血管壁也可增厚,出现广泛的小血管腔狭窄,但一般不会完全闭塞,而脚上的动脉发生硬化狭窄的可能性较小。糖尿病出现下肢动脉硬化狭窄时,由于下肢血液供应相对减少,而且侧支循环(某个动脉狭窄时,周围的动脉代替供血)不易建立,使下肢相应部位的营养和药物供应减少,容易发生溃疡、感染及坏死(糖尿病足)。糖尿病患者下肢水肿十分常见,这也会影响足部皮肤血液循环,使溃疡愈合更加缓慢。

　　因此,糖尿病下肢血管病变发病早,症状隐蔽不易觉察,发现后病情多较严重,对患者威胁大,治疗较困难,必须引进重视,积极预防。

(张春阳)

—— 专家简介 ——

张春阳

张春阳,医学博士,同济大学附属同济医院内分泌代谢科主任医师,硕士生导师。

临床擅长：糖尿病及其慢性微血管和大血管并发症的诊断及个体化治疗。

主攻方向：糖尿病肾脏病及蛋白尿的病理机制、诊断和治疗。

127. 糖尿病下肢血管病变可以用哪些药物治疗

根据血管动脉粥样硬化程度的不同，糖尿病下肢血管病变分不同时期。早期可没有明显症状，进展到晚期由于下肢中、小动脉完全闭塞，可发生溃疡、坏疽，如果伴发严重感染无法控制，甚至导致截肢，给患者带来巨大痛苦。所以要尽早用药治疗，等到病情严重才开始重视为时已晚。

（1）为防止或延缓下肢动脉硬化的发生，年龄大于 50 岁的糖尿病患者，尤其是合并高血压、冠心病、血脂异常、肥胖、吸烟等，如无药物禁忌证，都应口服阿司匹林以预防心血管事件。对于阿司匹林过敏者可服用氯吡格雷。

（2）已有下肢疼痛或间歇性跛行的患者，除服用小剂量阿斯匹林外（建议阿司匹林 75～100 毫克/日），还需使用血管扩张药，如脂微球包裹前列地尔、贝前列素钠、西洛他唑、胰激肽原酶、己酮可可碱等。前列地尔可改善神经细胞的血供和氧供，需静脉输注。西洛他唑有血管扩张作用，可改善末梢血流动态，抑制血栓形成。

（李　慧）

—— 专家简介 ——

李　慧

李慧，医学博士，海军军医大学附属长海医院内分泌科副教授、副主任医师。

长期从事内分泌代谢性疾病的临床工作，擅长糖尿病及其慢性并发症、肥胖症、脂肪肝、痛风及高尿酸血症、甲状腺相关性疾病、女性多囊卵巢综合征、骨质疏松症等的诊治。

128. 糖尿病下肢血管病变介入治疗效果怎样

糖尿病患者下肢血管病变的发生率比非糖尿病患者高，并且呈多段表现，往往膝上和膝下动脉病变同时存在。介入血管重建的目的是恢复足够的血流以减轻疼痛、促进创面愈合，挽救肢体和改善生活质量。随着小截面外周球囊和冠脉球囊被成功地应用于膝下动脉经皮腔内血管成形术(PTA)，使得 PTA 成为挽救糖尿病患者肢体的首选治疗。

糖尿病患者下肢动脉病变介入治疗的适应证：①局灶性病变，是介入治疗的绝对指征，这类患者可能仅表现为间歇性跛行。②弥漫性或多节段性病变，是糖尿病外周血管病变最多见的类型，是介入治疗的相对指征；但对于血管流出道严重狭窄的糖尿病患者，外科治疗具有很大风险，介入治疗成为保存肢体的唯一选择，这时应将其作为首选治疗。③外科旁路血管移植后失败或者移植后远端肢体依然重度缺血。

治疗关键：①介入治疗前双下肢动脉 CT 血管造影(CTA)或磁共振血管成像(MRA)检查十分重要，其对评估病变部位，阻塞的性质、长度以及介入路径的选择都具有重要意义。②采取对侧股动脉入路时，建议使用弯头鞘或长鞘，一方面能减少导丝导管通过髂总动脉分叉的阻力，另一方面术中可通过鞘管注入对比剂观察疗效。③球囊导入病变部位后，扩张的时间和压力应根据患病动脉实际情况而定，部分扩张就能明显改善血流的，尽量避免过度扩张而造成的血管痉挛、血栓形成、血管夹层和血管破裂等，如有必要可进行再次扩张。④在相对较小的血管，PTA 后残余狭窄达 50％也可以接受。胫前动脉或胫后动脉重建一条即可，多支血管重建没有必要。⑤介入治疗中如果管腔内伴血栓形成、血管痉挛等血流灌注量较低时，保留导管进行局部灌注治疗可提高临床效果。

对于糖尿病患者下肢血管病变介入治疗远期疗效的评价，仍需大量病例的积累，以及长期的随访和观察。近年来，我国糖尿病的发病率逐年上升，由糖尿病引发的外周血管病变亦得到重视，尽早进行介入治疗干预可能会避免或减少因糖尿病足坏疽而截肢的风险。尽管从膝下血管成形术的最初开通率所获得的临床益处，有关报道有较大差异，但其在改善糖尿病足的症状、加速溃疡愈合等方面仍具有重要意义。

（郑骄阳）

── 专家简介 ──

郑骄阳

郑骄阳，医学博士，海军军医大学附属长征医院内分泌代谢科副主任医师，副教授、硕士生导师。

临床擅长：糖尿病及其慢性并发症、甲状腺结节及甲状腺相关性眼病、骨质疏松等病的诊治。主攻方向：2 型糖尿病及慢性并发症分子机制及临床。

129. 糖尿病下肢血管病变怎样进行康复治疗

糖尿病下肢血管病变是个慢性进展的病变过程,康复医学的作用也不容忽视。

(1)中医疗法:中医学将动脉粥样硬化性疾病归于"瘀阻""脉痹"等范畴,认为瘀血阻于脉络是其基本病机。中医治疗遵从整体辨证论治原则,施以祛痰浊、扶正虚、逐瘀血等方剂,同时兼顾内病外治,辅以下肢药浴、针灸、推拿等手段,通常取得良好效果。

针刺疗法有确切的疏通经络、激发脏腑经气、改善局部微循环的作用,其对于早期的外周血管病变有明显的改善甚至逆转效应。近些年来,国内常采用电针治疗微循环疾病,通过针刺穴位与电刺激相结合的综合治疗作用来产生疗效,利用电针模拟手法行针的方法产生刺激,代替了传统的行针方法,不仅可以节省人力,同时因为电刺激参数的可控性,医生操作方法更加简便,利于临床广泛推广。同时,电针的运用,能有效地改善局部的血供,并且可以加快肌肉组织细胞间的代谢,促进了代谢产物的转运排除,可以有效改善局部血液循环情况,因此电针在改善局部血供较差方面有明显的优越性。

具体操作主要选用患侧下肢的足阳明胃经循行穴位,该经络具有多气多血、较好疏通机体瘀阻经络的功能。"足三里"为足阳明胃经的合穴,为回阳九针之一,也是人体的强壮要穴,其具有补益中气、调理脾胃的功效,主治一切虚证、寒证、湿证以及筋脉的病证;现代研究结果一致认为,足三里穴具有降脂的功效,而且也可以调节人体的免疫功能,其也可以显著影响消化系统和血液。"丰隆"为足阳明经的络穴,为治痰要穴,具有化痰降浊、通经活络的作用;现代研究认为,其降血脂功能强。"冲阳"为足阳明胃经原穴,"解溪"为足阳明胃经的经穴,也属于局部取穴,均具有很好的疏经通络、活血化瘀功效。

(2)高压氧:治疗下肢血管病变具有两大优点。①改善组织供氧:高压氧提高血氧分压、组织氧分压和有效血氧弥散半径,并能促进氧物理溶解,增加了血氧含量及氧储量,因此可有效地改善闭塞血管远端组织的缺氧状态。②改善患肢血液循环:高压氧促进毛细血管的开放和功能恢复,加速毛细血管增生和侧支循环的建立,增加患肢的血供;并能使红细胞氧合作用增加,血液黏度和细胞凝聚活性下降。

(3)光疗法:红外线照射时,病灶及周围皮肤和皮下组织将吸收的红外线能量转变成热量。热引起的血管扩张、血流加速,改善了局部血循环,可有效地缓解周围组织的缺血、缺氧状态，加强组织营养代谢。热能消除静脉淤阻，代之以主动性充血，血流、淋巴流加快。紫外线照射不仅能加强局部血液循环，改善局部营养状况，还有显著的抗感染、消炎作用。

（4）运动康复：可改善肢体微循环，促进侧支循环建立，缓解下肢缺血症状。行走训练是最有效的治疗方法之一，尤其对于间歇性跛行患者，行走训练能够比药物更有效地改善步行能力、减轻跛行症状，提高生活质量。康复治疗师作为综合治疗方案的参与者，评估患者是否适合接受运动锻炼，对参加锻炼计划的患者制定针对性的运动方案，并指导、敦促其施行。需要注意的是，由于糖尿病下肢血管病变患者多伴有心脑血管意外潜在风险，在实施运动康复前必须全面评估运动的获益/风险比，以确保运动安全。

（郑骄阳）

130. 怎样预防糖尿病下肢血管病变

糖尿病下肢血管病变是糖尿病的严重并发症之一，发病率为正常人群的 4 倍，严重影响患者的生存时间和生活质量。其主要症状是下肢缺血导致的间歇性跛行、肢体发冷、静息痛等，最终结局是溃疡、截肢和死亡。既然下肢血管病变对糖尿病患者的健康危害很大，那么早期预防就显得非常重要。

首先，我们需要了解，在糖尿病患者中，都是哪些因素会引起下肢血管病变。这些危险因素有七种：①年龄，年长者患病机会多；②糖尿病患病时间长短也是重要危险因素，久病者更易罹患；③吸烟者其发生率要比不吸烟的人高出 1～3 倍，其风险与烟龄、每天吸烟多少有很大关系；④血脂紊乱和尿酸高也是危险因素；⑤肥胖患者，尤其是糖尿病腹型肥胖者下肢血管病变发生率明显增加，病情也更加严重，所以腰围也是 2 型糖尿病下肢血管病变的危险因素；⑥糖尿病患者高血压的发病率是一般人群的 2～4 倍，它是公认的引起动脉粥样硬化的重要危险因素，在下肢血管病变的发生发展中起到重要作用；⑦高血糖是糖尿病的重要特征，它能损伤多种血管功能。血糖控制不佳，尤其是餐后高血糖对大血管病变的影响更为严重，引起下肢血管病变等多种慢性并发症。

了解了引起糖尿病下肢血管病变的危险因素，"糖友"们就可以根据自身具有的危险因素定期去找专科医生检查，做到早期识别和诊断。针对多重危险因素进行综合干预，如戒烟、控制血糖；肥胖者，尤其是腹型肥胖患者，积极减重，减少腰围；还有调脂、降压等，这样就能有效防止下肢血管病变的发生发展，防止下肢血管闭塞的发生，对糖尿病患者生活质量的提高大有益处。

近年来，随着技术的进步，新的治疗方法如介入治疗、干细胞移植等已被应用到糖尿病下肢血管病变上，给患者带来新的希望。

总之，广大"糖友"提高对下肢血管病变的认识，避免或减少这些危险因素，定期复查，早诊断、早治疗是防治糖尿病下肢血管病变的关键。

（张春阳）

131.　糖尿病足溃疡是糖尿病晚期的症状表现吗

国内外的文献证明，经过随访分析，发现糖尿病足溃疡的 5 年死亡率几乎一致地高达 45％！随着年龄的增大，并发症的增加，糖尿病足溃疡的死亡率进一步上升。这一数字堪比肺癌的 5 年生存期。导致这个严重情况的原因，是糖尿病足溃疡患者，大多数年龄较大，糖尿病病程较长，各种糖尿病并发症、老年性疾病并存，此时很多人还存在营养不良，也就是患者整体情况较差。

的确，一部分糖尿病足溃疡患者在发现足溃疡前，甚至足溃疡已经发生一段时间，临床上并没有心脑血管、肾脏、胃肠道等疾病的表现，但经过检查，这些患者中，绝大多数患者存在糖尿病神经病变、肾脏病变甚至严重肾功能不全，还合并心脏自主神经功能损伤、心脏功能不全、心肌病变、高血压、脑梗死等。这些情况在足溃疡的发生发展过程中，不断的加重；在治疗的过程中，有可能出现显著加重，导致患者死亡。只有不到 1％ 的糖尿病足溃疡患者直接由于足溃疡感染不能控制直接导致死亡，大多数患者是由于心脑血管疾病发作死亡。一部分年龄较轻的患者出现神经性溃疡，大多数患者生存期可以较长，但由于合并神经病变，临床仍不能忽视猝死等意外情况。神经性溃疡没有感染，本身对生命不构成威胁，但糖尿病患者抵抗力低下，此时若有创面，极其容易合并感染，后者则可能导致一系列严重后果。

与糖尿病足溃疡愈合相关的要素很多，关键在于血液供应。控制好感染后，血供够用，可以通过多种方法使创面愈合。问题是绝大多数糖尿病足溃疡患者，局部血液供应受到影响，在没有很好的方法改善局部血供的情况下，创面愈合就成问题。目前，无论是外科手术、血管腔内介入，还是内科扩血管抗凝治疗，有一定的效果，但总体疗效并不满意，个体差异很大。

（汤正义）

汤正义

汤正义，医学博士，上海交通大学医学院附属瑞金医院内分泌代谢科主任医师，硕士生导师。

临床擅长：内分泌代谢病临床。主攻方向：糖尿病足溃疡基础与临床。

132. 糖尿病足溃疡怎么判断病情轻与重

糖尿病足溃疡由轻到重发展，从皮肤表面局部糜烂，发生浅溃疡，之后溃疡穿透深入肌层，肌腱韧带破损，骨组织破坏，大量组织坏死，产生较多脓性分泌物，最终形成坏疽。临床常用经典的瓦格纳（Wagner）分级法来判断糖尿病足溃疡轻重，具体如下。

0级——指的是目前无溃疡，但有发生溃疡高度危险因素。患者常常觉得手脚发凉、感觉迟钝或丧失，可伴有疼痛，特别是夜晚疼痛显著。

1级——皮肤表面发生溃疡，临床上无感染，常有皮肤瘙痒、水疱、鸡眼、胼胝、冻伤、烫伤等表现，但未波及深部组织。这种溃疡常发生在足突出部位即压力承受点，如足跟部、脚趾底部。初期脓性分泌物较少。

2级——较深的、穿透性溃疡。溃疡进一步加深，可由皮肤表层穿透到深部肌肉组织，常常伴有软组织感染，比如轻度的蜂窝织炎，多发性脓肿，但肌腱韧带尚无破损。脓性分泌物增多，甚至发臭。

3级——发生深部溃疡，感染愈发加重，常伴有骨组织病变或脓肿，肌腱韧带破坏，脓性分泌物与坏死组织增多。

4级——局限性坏疽，常发生于脚趾、足跟或前足背，通常合并神经病变。如果坏疽没有严重疼痛，即提示有神经病变。

5级——坏疽影响到整个足部，深层组织炎症合并为大脓腔，呈现大面积损坏组织，足大部或全足感染、缺血坏死，可能导致全身毒素反应。

（王吉影）

王吉影

王吉影，同济大学附属东方医院内分泌代谢科主任医师，教授。

临床擅长：糖尿病及其急慢性并发症、代谢综合征、骨质疏松、更年期综合征等疾病的治疗。

133. 为何有些糖尿病足溃疡总不愈合

在临床中，我们经常看到，有些糖尿病足溃疡患者血糖控制得很好，溃疡局部也清理得很干净，但足溃疡总不愈合。深究下来，可以从糖尿病足溃疡的发生机制来考虑足溃疡难以愈合的原因：即糖尿病神经病变、糖尿病的缺血病变和局部感染这三个最重要的危险因素作为基础，外在微小创伤作为诱因可促进溃疡的形成和发展。

糖尿病神经病变会导致感觉丧失，行走和鞋子不当会继续对溃疡造成损伤。下肢动脉硬化、微血管病变、动脉中层钙化及血管收缩和舒张异常、动静脉短路开放等糖尿病缺血病变存在时，血液供应不足，血管生成因子减少，细胞的生长和移行能力下降，血管内皮功能下降引起一氧化氮减少，外伤的恢复能力也会下降。此外，慢性伤口愈合过程中，陈旧肉芽组织中血管少，血管活力减低，也会导致创面愈合慢。

足溃疡的慢性伤口常伴有局部多种细菌的复杂感染，如耐药性金黄色葡萄球菌、鲍曼不动杆菌等，患者免疫功能异常，对细菌的杀伤力异常，复杂感染的状态长期存在，阻碍足溃疡的愈合。另一方面，溃疡表面清创干净，深部也可能存在潜在窦道、骨髓炎，感染不易治愈。

溃疡创面愈合需要肉芽组织增生和上皮生长，需要营养，而糖尿病患者在严格控制血糖的情况下可能存在白蛋白不充分，会影响伤口愈合的速度。患者在严格控制血糖的同时也需要科学饮食，提高机体白蛋白水平，才有利于伤口肉芽组织的修复。

（王吉影）

134. 糖尿病足溃疡有治疗风险吗

糖尿病足溃疡的治疗当然有风险。那么如何理解这一风险呢？我们需要先对糖尿病和糖尿病足溃疡有个基本了解。

糖尿病已经成为危害公众健康的常见疾病。根据我国 2010 年全国流行病学调查资料，我国糖尿病的患病人数已超过 1 亿，居全球首位，预测到 2035 年，这一人数将达到 1.43 亿。随着全球范围的糖尿病发病率和患病率的明显增长，糖尿病足溃疡已经影响到大约 20% 的糖尿病患者，成为糖尿病最常见也是最可怕的并发症之一。糖尿病足溃疡是最常见的糖尿病足病，糖尿病足一旦发生坏死，常常会面临截肢治疗，对患者的生活质量影响极大，也是导致糖尿病患者致残的主要原因之一。

"冰冻三尺，非一日之寒"，糖尿病足的发生、发展、恶化是一个漫长的过程。糖尿病足形成的原因是由于糖尿病患者没有很好地控制血糖，长期高血糖的导致下肢血管硬化、血管壁增厚、弹性下降，血管内斑块形成，最终造成下肢血管闭塞、神经损伤、下肢组织病变。患者出现下肢或足部感觉异常、疼痛、严重的合并感染局部组织水肿、发黑、溃疡甚至坏死。如果糖尿病足溃疡治疗不当，严重者导致截肢和致命威胁。

糖尿病足溃疡的治疗方面，临床医师需要就糖尿病、糖尿病血管病变及糖尿病神经病变三个方面对患者进行治疗。除控制血糖等全身治疗措施外，对创面的处理也极为重要，改善血供，对创面及其周围组织感染的检测及早期治疗和减压，适当地清创（注意过度清创有可能会导致创面加深加大），局部及必要时的全身性抗感染治疗。

经常有患者因小失大，不重视糖尿病足溃疡的治疗，简单随意处理延误病情。糖尿病足溃疡往往由于一些小问题而加重，比如鞋袜不合脚引起皮肤磨损、热水烫伤、足癣未治疗、胼胝或脚趾甲修剪不当，小问题延误处理将会发展为大麻烦。糖尿病足溃疡感染加重一旦出现脓肿、坏疽、骨髓炎，将面临截肢的危险，临床上这样的例子太多了。

所以，糖尿病足溃疡患者一定要到正规医院就诊，咨询专业医师，采取合理、有效的治疗措施。防微杜渐，有效控制血糖，治疗足溃疡并发症和其他全身合并症，方能治疗糖尿病足溃疡，避免截肢等最危险的结局。

（孙海燕）

—— 专家简介 ——

孙海燕

孙海燕，医学博士，上海交通大学附属第一人民医院内分泌代谢科副主任医师，硕士生导师。长期从事内分泌临床医疗工作。

临床擅长：各种内分泌和代谢疾病，对糖尿病及其并发症、甲状腺疾病、肾上腺疾病、高血压病、肥胖症等疾病的诊治积累了丰富的临床经验。

135. 糖尿病足溃疡应该在什么科室就诊

糖尿病足患者往往因找不到对口科室而面临着"内科不敢医，外科不愿治"的两难境地。经常有患者或家属咨询，糖尿病患者脚破了，看什么科室？是内分泌科，还是外科、皮肤科？这确实是一个多项选择题。我们知道糖尿病足溃疡的治疗涉及多方面，如血糖控制，全身合并症处理比如血压、血脂、抗凝治疗、预防血栓形成、营养神经、改善局部微循环，还有创面的处理（是否需要清创），合并感染的治疗，合并骨髓炎的治疗，等等。因此，糖尿病足是涉及包括内分泌科、皮肤科、创面外科、骨科、血管外科、感染科、介入科、影像科及康复科等多专科的病变。

对于糖尿病足患者的治疗机构设置，国内外差异较大。国际上目前主要有三类：以护士及经过培训的造口师为中心的伤口护理中心；以足病师为主的伤口治疗中心和以专业医师为主的伤口诊疗中心或伤口治疗医院。糖尿病足患者将依病情需要在这些机构接受治疗。国内目前还没有完全形成相关伤口治疗机构。目前通常情况是：医院一般性门诊换药患者由高年资护士负责处理，较大的清创或脓肿切开由普外科医师指导或主刀，病房的一般性伤口在外科由医师处理，内科由医师处理或请普外科医师会诊。对于各种复杂伤口如糖尿病难愈性创面的治疗，没有烧伤专科的医院由整形科或骨科、普外科承担，有烧伤专科的医院往往由烧伤科医师承担。

所以根据目前国内的实际情况，糖尿病足溃疡患者就诊，首选到正规糖尿病足治疗中心就诊，可以接受更正规、标准化和全面的治疗。如果当地尚无相关机构，请到正规的三甲综合医院就诊，根据病情需要安排内分泌科、普外科、骨科、烧伤科、血管外科等多学科联合会诊合作的糖尿病足治疗团队模式。多学科合作综合治疗可以有效降低截肢率，是正确处理糖尿病足的关键。

（孙海燕）

136. 糖尿病足溃疡治疗过程中需要注意哪些问题

糖尿病足为常见的糖尿病慢性并发症之一，包括溃疡和截肢，是糖尿病患者致残致死的重要原因。糖尿病足部溃疡发生部位主要为足底、跖骨头下或踝部。依据病因，糖尿病足溃疡和坏疽分为神经性、缺血性和混合性三类。

糖尿病足溃疡治疗过程中，血管管理、感染管理与预防以及减压对糖尿病足部溃疡愈合至关重要。首先，血管评估可以依赖体格检查与实验室检查相结合。其次，感染必须通过临床诊断，使用美国感染学会（IDSA）或国际糖尿病足工作组（IWGDF）感染程度分类表进行评估。几乎所有发生临床感染的糖尿病足创面都需要抗生素治疗，重度和部分中度感染需要经静脉用抗生素，在抗感染效果良好后改为口服。还值得一提的是，充分减压可以增加糖尿病足部溃疡愈合的概率。

糖尿病足溃疡创面处理过程中，需要明确组织损伤原因，包括全身性疾病和药物、营养、组织灌注和氧化等因素。初部清创外，持续清创能够保持创面愈合的外观。优化血糖控制，可改善伤口愈合。

数据显示，有 10%～15% 的糖尿病足溃疡患者对治疗不敏感，其中高达 1/4 的患者最终选择截肢。对于足溃疡及高危足患者，尤其有足溃疡或截肢病史者，推荐多学科管理。对于已愈合的糖尿病足溃疡患者，需要穿用保护鞋，防止复发。足部的日常检查以及良好护理能够降低糖尿病足溃疡复发。

（董　莹）

—— 专家简介 ——

董　莹

董莹，医学博士，上海交通大学医学院附属仁济医院内分泌代谢科副主任医师，硕士生导师。

临床擅长：糖尿病、甲状腺疾病及肾上腺疾病的诊断及个体化治疗。主攻方向：糖脂代谢紊乱的防治。

137. 糖尿病足溃疡时血糖控制有哪些要求

糖尿病足溃疡作为糖尿病的并发症之一，因为护理要求高、费用问题、预后等因素，给患者带来了生活和经济压力。有调查显示，大约 85% 的截肢是由足溃疡引发的，约 15% 的糖尿病患者最终会发生足溃疡。血糖的控制在糖尿病足溃疡的治疗中是很关键的，血糖的波动影响感染程度和细胞免疫，感染又是加重溃疡甚至是导致患者截肢的因素，无疑是雪上加霜。近几年有关于糖尿病足和足溃疡的治疗指南均建议优化血糖管理，可改善伤口愈合。

已有证据显示糖化血红蛋白降低到 7% 左右或以下可以减少糖尿病微血管

并发症,对于有严重低血糖病史、预期寿命有限、有晚期微血管或大血管病并发症、并且有较多的伴发病,尽管实施了糖尿病自我管理教育(DSME)、适当的血糖检测,以及应用了包括胰岛素在内的多种有效剂量的降糖药物,而血糖仍难达标的病程较长的糖尿病患者,较宽松的糖化血红蛋白目标(如<8%)或许是合理的。在糖尿病足溃疡合并感染的患者,严格控制血糖为首要措施,胰岛素治疗为首选。

糖尿病足溃疡需要接受手术治疗的患者,术前空腹血糖水平应控制在 7.8 毫摩/升以下,餐后血糖控制在 10.0 毫摩/升以下。在既往血糖控制良好的患者可考虑更严格的血糖控制,同样应注意防止低血糖发生。

(董　莹)

138. 糖尿病足溃疡有哪些有效的治疗方法

大致有六种方法。①溃疡的彻底清创和负压引流:手术清掉伤口区坏死、腐烂、无活力的组织或骨质,结合伤口真空封闭负压引流,尽快排出脓液。②重建腿脚的血液供应:采用腔内介入、搭桥＋/－支架植入或者应用前列腺素制剂等扩张血管药物,使闭塞的下肢血管再通或建立小路或旁路,让血液顺利恢复供应。③局部使用富含血小板的凝胶及生长因子制剂:用自体血液制备含诸多生长因子的血小板凝胶用于伤口换药,还可以喷用表皮生长因子制剂如贝复济(外用重组牛碱性成纤维细胞生长因子)等。④新型敷料的使用:如水凝胶、藻酸盐、生物酶敷料等,有助于局部抗炎、促组织生长。⑤长时间规律换药:住院清创等手术后,需要较长时间的规律换药,一般每 2 天 1 次,根据伤口愈合的时期选用合适的敷料。⑥必要时植皮:若伤口较大,肉芽生长好,但周边皮肤不能闭合,需要局部植皮,可选用猪皮、人造皮肤、活细胞基质、羊膜等。

除了上述溃疡区局部处理外,良好的足溃疡愈合需要多学科协作,还需做好以下综合治疗措施。①控制血糖等代谢紊乱:一般用胰岛素强化方案,结合降压、调脂、戒烟等,全面控制代谢紊乱。②抗感染:在分泌物培养和药敏试验的基础上,选用合适的抗生素,且需要强力、足量、足疗程,有效控制伤口感染。③改善循环、营养神经:一般足溃疡是在糖尿病合并周围血管病变和神经病变基础上发生。可以静脉或口服活血、神经营养药物。④营养支持,改善一般状况:如补充氨基酸、白蛋白、维生素等。⑤高压氧:有条件的医院可以辅助做定期高压氧治疗,促进溃疡愈合。⑥其他脏器功能的保护和治疗:如合并有心脑血管、肾衰、肝损等，都要给予相应的处理。

（刘　芳）

139. 怎样预防糖尿病足溃疡

　　糖尿病患者由于合并周围神经病变与不同程度的外周血管疾病而导致下肢感染、溃疡形成和/或深部组织的破坏。溃疡是糖尿病足发展的常见后果，致残和致死率较高。

　　首先，通过积极控制血糖和禁烟从根本上可降低糖尿病足的发病风险。

　　其次，建议糖尿病患者每年做足部检查至少一次，由医生或接受过足部护理培训的高级护理人员进行。检查频率应根据患者预计的足部疾病风险而定，但至少每年都做。检查内容包括三点。①询问病史和一般检查：先前是否存在溃疡或截肢，是否有不愿就医、赤脚行走等习惯；对足部畸形进行评估，包括压迫点和骨痂的形成。检查足趾，包含足趾间皲裂、老茧以及指甲问题。②神经病变检查：轻触觉、针刺觉、音叉检查、神经感觉定量测试仪、10克尼龙丝检测法。③触诊足脉搏和血管状态评估：最常用的非侵入性检查为动脉多普勒超声。

　　再次，建议对患者进行预防性足部护理的教育，可由医生、足部治疗师或有经验的健康护理医师进行，并定期强化。危险增加的患者应当进行更多次足部检查，并加强教育。需要说明的重要因素包括以下六点。①患者当前的足部护理情况、多久做一次，以及都做哪些内容。②绝对禁止吸烟，同时应避免被动吸烟。③每天注意观察患肢皮肤色泽、温湿度及有无皮损、水肿、疼痛、感觉异常等。若有皮肤干裂、湿冷、水肿、肤色变暗、感觉缺失、趾甲变形或局部红肿痛热等，都可能提示已经出现了足部病变。必须尽早到医院就诊。④每晚用温水泡脚，以不烫为度，洗前用手或肘测试水温。不使用刺激性强的肥皂或洗涤剂。不要长时间浸泡足（不超过 30 分钟），擦干后涂上润滑油（润滑乳或营养霜）。⑤避免皮肤温度过高或过低；足部用热水袋保暖时，切记用毛巾包好热水袋。如夜间感到足冷，应穿袜子。选择合适的鞋袜，不易过紧，宜穿棉纱袜或羊毛袜。要穿松、宽、软的布鞋或透气的皮鞋，避免穿凉鞋或高跟鞋。经常检查鞋内有否异物，减少或者避免反复摩擦，不要赤脚行走，不要光脚穿鞋。保持鞋的干燥，可同时几双鞋轮换着穿。⑥修脚趾甲不宜剪得太短，剪趾甲时必须顺横向剪直，应与脚趾相齐，可以用一个锉指甲用的小锉子将趾甲边缘锉圆滑，以免损伤导致足部感染。

　　以上便是糖尿病患者应该做好的一些护理措施，希望大家为了自己的足部健康，积极地做好相关的疾病治疗以及护理工作。同时，糖尿病患者还应积极控制和治疗糖尿病和血管疾病，这才是糖尿病的基本治疗措施。

（王一华）

—— 专家简介 ——

王　华

王华，医学博士，同济大学附属东方医院内分泌代谢科副主任医师、硕士生导师。

临床擅长：糖尿病及其慢性并发症的诊断及个体化治疗。主攻方向：糖尿病神经病变。

140. 怎样预防糖尿病足溃疡复发

糖尿病足溃疡是糖尿病严重并发症，是导致糖尿病患者致残、致死的重要原因。糖尿病足溃疡发病基本病理机制是下肢血管病变、神经病变及感染，这些因素的共同作用，导致足部组织的坏死、溃疡及坏疽。了解了糖尿病足溃疡的发病机制和危险因素后，我们提出以下建议，以预防糖尿病足溃疡复发。

（1）糖尿病足溃疡患者在任何时候，不得赤足行走，平时应穿着干净、舒适透气的棉质袜子，穿鞋应舒适柔软的鞋子，鞋子内长度应长于足 1～2 厘米，宽度与足部宽度相当，足部有畸形或因糖尿病足溃疡导致足部畸形，应去专业机构就诊定制专业治疗鞋或护具。

（2）保持足部卫生，减少细菌滋生；糖尿病足溃疡患者，要做好足部卫生，足部切勿使用热水袋、暖手宝等高温器具取暖，避免烫伤；同时要做好下肢保暖工作，如冬天用空调取暖。

（3）洗脚水温控制在 38～40℃，足浴时间控制在 10 分钟之内；洗脚后应用干净柔软棉质毛巾拭干双足，并将趾缝间的水分吸干。

（4）足部干燥者应在足部皮肤擦以油脂类护肤品。

（5）趾甲应该平剪，不可应修剪趾甲伤害甲沟皮肤。

（6）平时因严格戒烟，适当进行体育活动，尤其患者卧位进行双下肢踩自行车运动，以改善下肢血液循环。

（7）糖尿病足溃疡患者应每 3～6 个月到专业医疗机构住院一次，做全身状态的评估，给予合适的治疗。

（8）糖尿病足溃疡患者血糖应控制在合理范围，避免低血糖的发生。糖尿病足患者血脂控制在正常范围。60 岁以下的糖尿病足病患者血压控制在 140/90 毫米汞柱以下，≥60 岁患者控制在 150/90 毫米汞柱以下。糖尿病足溃疡患者平时应常服扩展血管及抗凝药物，如西洛他唑、贝前列腺素、阿司匹林及活血化瘀类中成药。

糖尿病足溃疡复发的预防，除需要患者的自身努力外，还需要患者家人的关心和细心呵护，更需要专业的糖尿病足治疗机构给予及时有效的干预。

（顾雪明）

141. 糖尿病足溃疡患者如何科学健康地生活

糖尿病足溃疡是糖尿病晚期并发症，患者往往合并有其他器官并发症，因此其血糖控制及生活方式等，均与早期糖尿病患者有所不同。那么，糖尿病足溃疡患者该如何科学健康地生活呢？

（1）血糖的控制：糖尿病足溃疡一般发生于糖尿病病程较长、血糖控制较差和患者年龄较大的人群，该类患者往往合并有心脏、肾、脑等并发症，绝大多数患者需要胰岛素控制血糖。而糖尿病足溃疡患者往往伴有不同程度的糖尿病神经病变、血管病变，使得患者对低血糖引起的交感神经兴奋反应异常，而且患者的整体状态较差，引起猝死的可能性增加。因此，糖尿病足溃疡患者对血糖的控制不能太苛刻，以减少低血糖的发生率，血糖的控制以不发生低血糖为原则，根据患者的全身情况、年龄、合并症等选择个体化控制血糖，糖化血红蛋白水平控制为 8%～9%。年轻的糖尿病患者因足部外伤引起的糖尿病足溃疡，该类患者由于糖尿病病程较短，全身状态相对较好，糖尿病神经病变、血管病变较轻，血糖控制水平可尽量控制在正常范围内。

（2）糖尿病足溃疡患者的饮食：糖尿病足溃疡患者思想上往往存在误区，多认为是因为吃得太多、血糖控制不佳才发生的，得了这种病后，更应该减少进食。而实际上，患者因为糖尿病足溃疡继发感染，全身处于消耗状态，患者进食又少，全身营养处于不良状态，表现为低蛋白血症、贫血等。此时，患者应加强营养，多摄入富含优质蛋白质的食物，如牛肉、鸡胸肉、鱼肉、鸽子等，适当补充人血白蛋白，减轻胃肠道的水肿，促进食物营养的吸收，改善全身功能，促进足部溃疡的愈合。

（3）糖尿病足溃疡患者的活动起居：糖尿病足溃疡患者急性期因足部溃疡，

为保足,需要不断接受医务人员的皮肤溃疡清创治疗,此时患者不适合活动,需要在病床上静养。尽量避免下地走动,但仍然可配合适量的运动,以控制血糖的稳定及下肢血液循环,此时应鼓励患者仰卧位做空蹬自行车活动。待感染控制,肉芽组织生长时,患足仍然不能着地受力,仍应鼓励患者仰卧位做空蹬自行车活动,改善患足的血液循环,促进创面的愈合,此时可持双拐下地缓慢活动,最好有他人保护协助下行走。待糖尿病足溃疡愈合后,由于病变的程度不同,下肢功能各有不同:糖尿病足溃疡导致足部畸形应向专业机构就诊定制专业治疗鞋或护具,有些患者需要双拐辅佐行走。同时,糖尿病足溃疡患者应保持大便的通畅。

（4）糖尿病足溃疡患者的心理健康:糖尿病患者并发了糖尿病足溃疡,患者负面情绪明显加重,许多患者悲观沮丧,对治疗及今后的生活失去信心。此时,家人及医务人员应该主动关心他们,与患者沟通,排解患者负面不良情绪,帮助患者树立对治疗及今后生活的信心,重新热爱生活,促进患者康复。

总之,糖尿病足溃疡患者除了就诊于专业糖尿病足治疗机构接受有效的治疗外,糖尿病足溃疡的复杂性和严重性决定了患者在生活的各个方面均要做出相应的调整,才能促进糖尿病足溃疡的愈合和避免复发。

（顾雪明）

CHAPTER THREE

微辞典

代｜谢｜综｜合｜征

1. 代谢综合征

代谢综合征是一种以多种心血管危险因素集聚为特征的代谢紊乱症候群，是一种包括向心性肥胖、脂质代谢异常、高血压和胰岛素抵抗（高胰岛素血症、空腹血糖升高和糖耐量异常）一系列代谢紊乱的综合征。根据不同的诊断标准，代谢综合征组分可能有所不同。但不论采用那种诊断方式，代谢综合征的主要组分为向心性肥胖、脂质代谢异常、高血压、高血糖或糖耐量减低。

代谢综合征的定义，由美国国家胆固醇教育计划成人治疗组第 3 次报告和国际糖尿病联盟等提出。按目前广泛采用的 2004 版美国国家胆固醇教育计划成人治疗组第 3 次报告的诊断标准，符合以下 3 个或 3 个以上条件者诊断为代谢综合征。①向心性肥胖：腰围男性＞102 厘米，女性＞88 厘米；②三酰甘油≥1.69 毫摩/升；③高密度脂蛋白胆固醇：男性＜1.04 毫摩/升，女性＜1.29 毫摩/升；④空腹血糖≥5.6 毫摩/升或使用降糖药；⑤血压≥130/85 毫米汞柱或使用降压药。中国人采用腰围男性≥85 厘米，女性≥80 厘米诊断向心性肥胖，其余同上。

（毕宇芳）

2. WHO 肥胖标准

WHO 推荐将体重指数（BMI）用于肥胖的诊断分型，并于 1997 年公布成人肥胖标准：25.0≤BMI≤29.9 为肥胖前期，30.0≤BMI≤34.9 为 Ⅰ 度肥胖，35.0≤BMI≤39.9 为 Ⅱ 度肥胖，BMI≥40.0 为 Ⅲ 度肥胖。

（王丽华）

3. 中国成人超重及肥胖判定标准

超重和肥胖是由于人体内脂肪的体积增大和/或脂肪细胞数量的增多而导

致的体重增加。通常用体重(千克)与身高(米)平方的比值——体重指数(BMI)来判定。

2013 年,我国颁布了《中华人民共和国卫生行业标准——成人体重判定》(标准号 WS/T 428—2013),将 24≤BMI<28 判定为超重,BMI≥28 判定为肥胖。脂肪在腹部蓄积过多称为向心性肥胖,通常用腰围进行判定,将男性 85 厘米≤腰围<90 厘米判定为向心性肥胖前期,腰围≥90 厘米判定为向心性肥胖;女性 80 厘米≤腰围<85 厘米判定为向心性肥胖前期,腰围≥85 厘米判定为向心性肥胖。

(包玉倩)

4. 高血压

高血压指在未使用降压药物或在静息状态下,诊室动脉收缩压和/或舒张压增高(≥140/90 毫米汞柱)。可分为两种。一种是原发性高血压,是一种以体循环动脉收缩压和/或舒张压升高为特征的临床综合征,基于目前的医学发展水平和检查手段,不能发现导致血压升高的确切病因。另一种是继发性高血压,基于目前的医学发展水平和检查手段,能发现导致血压升高的确切病因。其中睡眠呼吸暂停低通气综合征(SAHS)、肾动脉狭窄和原发性醛固酮增多症等是最常见的原因。

(林东平)

5. 高血脂

高血脂指血清中胆固醇和/或三酰甘油水平升高,可直接引起一些严重危害人体健康的疾病,如动脉粥样硬化、冠心病、胰腺炎等。临床上将高血脂分为高胆固醇血症、高三酰甘油血症和混合性高脂血症等。

(陈寒蓓)

6. 多囊卵巢综合征

多囊卵巢综合征(PCOS)是育龄期女性最常见的生殖内分泌疾病,患病率为 5%～10%,可有月经紊乱、稀发排卵、不孕、多毛、肥胖、黑棘皮病、高雄激素血症、高胰岛素血症、多囊卵巢等多种临床表现。治疗方案选择非常复杂，针对不同症状与体征、年龄及有否生育要求而分别给予药物、手术和其他治疗。

（蒋晓真）

7. 痛风

痛风是血中尿酸升高引起尿酸盐沉积在关节导致急性关节炎反复发作、慢性关节炎以及关节变形甚至痛风石的一种疾病，可以引起痛风性肾病、尿路结石，绝大多数患者同时存在肥胖、血压高、血糖高、血脂异常、冠心病。

（于雪梅）

8. 黑棘皮病

黑棘皮病是指皮肤表皮增厚、色素沉着、似天鹅绒状的一种皮肤改变，多见于皮肤皱褶部位，最常见于颈部、腋窝，常出现在胰岛素抵抗相关疾病如 2 型糖尿病、肥胖症患者。

（于雪梅）

9. 脂肪与内分泌

人体内的脂肪，根据体脂分布位置的不同，分为皮下脂肪和内脏脂肪（主要存在于腹腔内，如大网膜、肠系膜等部位，内脏脂肪对健康危害大）。一般用体脂率即体内脂肪占体重的百分比反应体内的脂肪含量。

脂肪不仅是块"肥肉"，还可以分泌很多激素，参与人体的各项生理活动，包括能量代谢、免疫、生殖等。目前脂肪已被看做是人体最大、最重要和复杂的内分泌器官。我们熟知的 2 型糖尿病、高血脂、冠心病、肥胖、甚至不孕不育都与脂肪有着密切关系。

（熊雪莲　李　虹）

10. 脂肪肝

脂肪肝是指由于各种原因引起的肝细胞内脂肪堆积过多的病变。正常肝内脂肪小于肝重 5%，如果脂肪含量超过肝重的 5%，即为脂肪肝。其疾病谱随病程的进展表现不一，包括单纯脂肪肝、脂肪性肝炎、脂肪性肝纤维化和肝硬化甚至肝癌。

（卞　华）

11. 非酒精性脂肪性肝病

除外了过量饮酒、病毒性肝炎、自身免疫性肝病、药物性肝损等其他损肝因素导致的脂肪肝称为"非酒精性脂肪性肝病"，多与肥胖和营养过剩相关，也是与糖尿病和代谢紊乱关系密切的一类脂肪肝。

（卞　华）

12. 阻塞性睡眠呼吸暂停综合征（OSAHS）

阻塞性睡眠呼吸暂停低通气综合征（OSAHS）是一种病因不明的睡眠呼吸疾病，通俗地讲，是鼾症的一种。表现为夜间睡眠打鼾伴有呼吸暂停和白天嗜睡。由于呼吸暂停引起反复发作的夜间低氧和高碳酸血症，导致高血压、冠心病、糖尿病和脑血管疾病等并发症，严重者可出现夜间猝死。OSAHS 是一种有潜在致死性的睡眠呼吸疾病，需及早就医进行处置。

（邹俊杰）

13. 代谢手术

代谢手术指通过外科手术的方式减小胃的容量，或在胃容量减小的同时加上胃肠道解剖序列的改变（即肠道改道），使体重减轻、血糖改善，缓解 2 型糖尿病。此类手术可以使血脂、血压等代谢指标得到全面控制，因此称为代谢手术。

代谢手术方式主要有 4 种，包括袖状胃切除术、可调节胃束带术、胃旁路术和胆胰旁路术。目前临床广为应用的是以下 2 种：胃旁路术——限制摄食与吸收不良结合型的典型代表术式；袖状胃切除术——限制摄食型的典型术式。可调节胃束带术和和胆胰旁路术由于疗效不佳或并发症多等问题在临床已基本不用。

（包玉倩）

饮 食 与 营 养 治 疗

14. 膳食纤维

膳食纤维是一种多糖，是部分水果、蔬菜和谷类中存在的不能被人体所消化吸收的一种物质，它分为可溶性及不可溶性两种。

可溶于水的膳食纤维称为可溶性膳食纤维，包括树脂、果胶和一些半纤维等。其进入湿润的消化道后溶于水成凝胶样包裹在食物颗粒外以降低餐后血糖和胆固醇，储留水分以缓解便秘，是益生菌群的食物，从而改善人体健康，分解成短链脂肪酸调节肠道免疫功能。

不可溶性膳食纤维促进胃肠道蠕动，加快食物通过胃肠道，减少吸收，另外不可溶性纤维在大肠中吸收水分软化大便，可以起到防治便秘的作用。

充分摄入膳食纤维可以帮助改善便秘、腹泻等问题，还可以通过降低胰岛素水平、改善脂质谱及降低血压等方面与心血管事件风险、糖尿病发病率以及全因死亡率降低相关。对中等体力活动水平的成年人来说，每日要摄入 25～35 克膳食纤维。

（刘　琦　姚莉莉）

15. 食物交换份

食物交换份是指将食物按照来源、性质分类，同类食物在一定重量内所含的蛋白质、脂肪、碳水化合物和热量相近，不同类食物间所提供的热量也是相同的，以便进行食谱选择时等值互换，从而达到营养平衡及食物多样化的目标。

（姜　蕾）

16. 碳水化合物系数

碳水化合物系数是指 1 单位胰岛素所对应的碳水化合物克数。它是由胰岛素敏感性所决定的，一般为 10～15 克/单位，肥胖者可达 5 克/单位，消瘦者可达

20 克/单位。计算公式：每天碳水化合物总量/每天胰岛素总量。一般估算时，速效胰岛素可用 500 克/每天胰岛素总量。

（霍翠兰）

17. 每日所需热量

每日所需热量维持人体每日正常活动所需要的热量，不同的体型及活动强度的人群每日所需热量不同。卧床休息的患者中，标准体重、肥胖、消瘦的患者每千克体重分别需要 62.76～83.68、<62.76、83.68～104.6 千焦热量；轻体力活动者中，分别需要 125.52、83.68～104.6、146.44 千焦热量；中等体力活动者中，分别需要 146.44、125.52、167.36 千焦热量；重体力活动者中，分别需要 167.36、146.44、188.28～209.2 千焦热量。

（闾 倩）

18. 血糖生成指数

血糖生成指数(GI)是食物的一种生理学参数，是衡量食物引起餐后血糖反应的一项有效指标，它表示含 50 克有价值的糖类食物和相当量的葡萄糖或白面包在一定时间内(一般为 2 小时)体内血糖应答水平百分值，公式表示如下：

$$GI = 100 \times \frac{含有 50 克糖类食物的餐后血糖应答}{50 克葡萄糖（或白面包）的餐后血糖应答}$$

（陈 婕）

19. 消渴病

中医病名。指以多饮、多食、多尿、身体消瘦或尿浊、尿有甜味为特征的病征，与现代医学的糖尿病近似。一般认为其基本病机为阴津亏耗、燥热偏盛，日久可致气阴两伤、阴阳俱虚、络脉瘀阻等。临床可出现目盲、肢体麻疼、坏疽、水肿、中风等。

（陆 灏）

20. 木糖醇

木糖醇($C_5H_{12}O_5$)，又名戊五醇，是一种五碳糖醇，主要由木糖加氢还原得到，外形为白色晶体或白色粉末状晶体。木糖醇作为一种功能性甜味剂，热量低是它的一大特点：每克 10.04 焦(2.4 卡)，只有蔗糖的 60％，可作为糖尿病患者的营养型食糖替代品。但木糖醇和葡萄糖、蔗糖一样都是由碳、氢、氧元素组成的碳水化合物，因此木糖醇并不能纠正糖尿病患者糖代谢紊乱的状况，故糖尿病患者也不宜多食。

（苗　青）

21. 抗性淀粉

淀粉是人类膳食中主要的碳水化合物，按不同标准可分为不同的类别。根据淀粉在小肠内的生物利用度将其分为 3 类：快速消化淀粉、缓慢消化淀粉和抗性淀粉。

抗性淀粉是指在健康者小肠中不能被吸收的淀粉及其降解产物，主要存在于高淀粉类食物(如谷豆类、面类、根茎类食物)中，不同于前两者。它有抵抗淀粉酶消化的特性，不能被小肠中的淀粉酶水解，基本上能完全通过小肠，原封不动地到达结肠，并在大肠中被其中的微生物菌群发酵，产生乙酸、丙酸和丁酸等短链脂肪酸极其降解产物，继而发挥有益的生理作用。

（徐　凌）

22. 负氮平衡

负氮平衡即由食物摄入的氮量少于排泄物中的氮量，表明体内蛋白质的合成量小于分解量，患有慢性消耗性疾病、组织创伤和饥饿等，就属于这种情况。蛋白质摄入不足，会导致身体消瘦，对疾病的抵抗力降低，伤口难以愈合，产生营养不良、腰酸背痛、头晕目眩、体弱多病、代谢功能衰退等症状。

（吴培红）

23. 推荐摄入量

推荐摄入量(RNI)是指可以满足某一特定性别、年龄及生理状况群体中绝大多数个体(97％～98％)需要量的某种营养素摄入水平。长期摄入 RNI 水平，可以满足机体对该营养素的需要，维持组织中有适当的储备以保障人体健康。RNI 的主要用途是作为个体每日摄入该营养素的目标值。

（葛 声）

教育与管理

24. 胰岛素抵抗

胰岛素抵抗是指各种原因使胰岛素促进葡萄糖摄取和利用的效率下降，机体代偿性的分泌过多胰岛素产生高胰岛素血症，以维持血糖的稳定。胰岛素抵抗是导致 2 型糖尿病和代谢综合征的重要原因之一。

（陈向芳）

25. 糖尿病酮症酸中毒

本症 1 型糖尿病多发，是一种威胁生命的严重糖尿病急性并发症，常因饮食控制不佳、感染、停用胰岛素或手术外伤等各种应激状态，使拮抗胰岛素的激素分泌增加而诱发。临床表现为严重代谢紊乱，包括高血糖、高血酮、酮尿、脱水、电解质紊乱、代谢性酸中毒等。

（陈向芳）

26. 低血糖症

低血糖症指一组由多种病因引起的，血糖浓度低于正常而出现交感神经兴奋增高和脑功能障碍，从而引起饥饿感、心悸、出汗、精神失常等症状。一般以血浆血糖浓度<2.8 毫摩/升，或全血葡萄糖<2.5 毫摩/升为低血糖。而糖尿病患者由于对血糖调节能力下降在≤3.9 毫摩/升时即为低血糖。

（陈向芳）

27. 黎明现象

糖尿病患者夜间血糖控制良好，也无低血糖发生，而清晨空腹血糖明显升高或胰岛素需要量显著增加的现象，称黎明现象。其在 1 型糖尿病和 2 型糖尿病

(包括未使用胰岛素治疗)患者中的发生率和严重程度相似。发生的原因是因为外源性胰岛素用量不足或内源性胰岛素分泌不足,不能抵消清晨胰岛素拮抗激素(生长激素、糖皮质激素、儿茶酚胺等)分泌增多所致的升糖作用,所以全夜血糖虽较稳定,但凌晨 4～8 时空腹血糖却显著增高。

（陈向芳）

28. 苏木杰效应

苏木杰效应表现为夜间低血糖,早餐前高血糖。主要是由于口服降糖药或胰岛素使用过量而导致夜间低血糖,机体反射性通过调节使胰高糖素、糖皮质激素、儿茶酚胺、生长激素等具有升高血糖作用的激素分泌增加,血糖出现升高的现象和效应。当出现苏木杰效应时,口服降糖药或胰岛素的用量应该减少而不是增加。

（陈向芳）

29. 升糖指数

升糖指数是测定进食碳水化合物食物之后血糖升高的指标。升糖指数高的食物由于进入肠道后消化快、吸收好,葡萄糖能够迅速进入血液,所以易导致餐后高血糖;而升糖指数低的食物由于进入肠道后停留的时间长,释放缓慢,葡萄糖进入血液后峰值较低,引起餐后血糖反应较小。

（贾　芸）

30. 有氧运动

有氧运动是指人体在氧气充分供应的情况下进行的体育锻炼。即在运动过程中以有氧代谢提供运动中所需能量的运动方式,运动负荷与耗氧量呈线性关系。有氧运动的项目有慢跑、骑单车、爬山、太极拳等。

（贾　芸）

31. 无氧运动

无氧运动是相对有氧运动而言的。当有氧代谢是不能满足身体需求时,葡萄糖以无氧代谢提供运动中所需大量能量的运动方式，随运动负荷的增大耗氧量并不增大。无氧运动最主要的功效是能增强肌肉力量和增加肌肉围度。运动形式表现为短跑、肌肉器械训练、举重等项目。

（贾　芸）

32. 糖尿病自我管理健康教育

糖尿病自我管理健康教育是指通过健康教育增强患者健康生活的信心，掌握健康生活所需的知识和技能，在医护人员的支持下，承担起促进健康的责任，依靠自己的力量解决因不良生活方式带来的各种躯体和情绪方面的问题。这种管理模式需要患者的主动参与，而不是被动接受来自医务人员的单项知识灌输。

（贾　芸）

33. 糖尿病患者自我管理教育与支持

糖尿病患者自我管理教育与支持(DSME/S)，是促进糖尿病自我保健知识、技能和能力的一个持续性过程。这个过程包括糖尿病或糖尿病前期患者的目标、需求以及生活经历并且以循证学研究为基础。DSME/S 整体目标是支持告知决策、自我照顾行为、解决问题，并主动和健康护理团队合作以改善患者临床结局、健康状况和生活质量。持续的 DSME/S 是协助糖尿病患者实施和维持管理患者自身健康行为的基础。提供的支持类型可以是行为、教育、心理或临床。

（贾　芸）

血｜糖｜监｜测｜

34. 自我血糖监测

自我血糖监测，英文简称 SMBG，是英文 self-monitoring of blood glucose 的缩写。SMBG 是指糖尿病患者自己在家中采用便携式血糖仪进行血糖检测的方法。SMBG 有助于了解血糖控制和波动情况，制定合理的降糖治疗方案，减少低血糖风险。SMBG 是糖尿病教育和管理的重要手段。一些糖尿病特殊人群如使用胰岛素治疗、怀孕、老年、有肝肾功能不全等患者，应该实施更频密的进行 SMBG，以改善血糖的控制和预防低血糖的发生。

（赵　立）

35. 口服葡萄糖耐量试验

口服葡萄糖耐量试验，英文简称 OGTT，是英文 oral glucose tolerance test 的缩写。OGTT 是糖尿病的诊断标准之一。方法：在过夜空腹后（至少 8 小时），75 克无水葡萄糖溶于 250～300 毫升水中，5 分钟内服完，于服糖前和服糖后 30 分钟、1 小时、2 小时、3 小时采血测定血浆葡萄糖。正常参考值：空腹静脉血浆葡萄糖<6.1 毫摩/升，服糖 2 小时静脉血浆葡萄糖<7.8 毫摩/升。该检查前 3 天每日进食碳水化合物不少于 150 克，检查中不吸烟、不剧烈活动，急性感染、创伤、手术等应激情况待病情稳定后再行该检查。

（王育璠）

36. 胰岛素释放试验

评估胰岛功能的重要方法。方法和注意事项同 OGTT，于服糖前和服糖后 30 分钟、1 小时、2 小时、3 小时采血检测血浆胰岛素水平。正常人服糖后血浆胰岛素在 30～60 分钟上升至高峰，是基础值的 5～10 倍，3 小时恢复到基础水平，1 型糖尿病胰岛素释放呈低平曲线，各时相胰岛素水平与空腹时无明显增高，而

2 型糖尿病患者胰岛素分泌高峰延迟,峰值降低。

（王育璠）

37．动态血糖监测仪

动态血糖监测仪,英文简称 CGMS,是英文 continuous glucose monitoring system 的缩写,通过皮下埋置的探头连续不断的监测皮下组织间液的葡萄糖水平,传输给接收装置,可实时或事后回顾反映一段时间内的血糖波动特征,反映了血糖波动全貌。

（赵晓龙）

38．血糖波动

血糖受到饮食、运动、精神等各种外界因素影响,处于不断变化中。人体通过下丘脑、垂体、肾上腺、甲状腺、胰腺、肝脏以及肠道等内分泌器官的调控系统,使血糖维持相对稳定的水平,一般情况下,空腹血糖为 3.1～5.6 毫摩/升,餐后 2 小时血糖为 3.5～7.8 毫摩/升。三餐后食物吸收形成三大高峰,黎明期间(4:00～8:00)形成一个小高峰,夜间(1:00～3:00)由于距离进食时间较长,这个时间段的血糖最低。同一天内血糖波动幅度为 2.0～3.0 毫摩/升,不同日之间的血糖波动幅度更低。在某些特殊情况下可能会出现一过性升高,如应激状态、药物因素或短时间内大量摄入糖分等。糖尿病患者的血糖调节功能受到破坏,通常血糖波动范围加大,可造成血管内皮的损伤,诱发心脑血管事件。

（邵　侃）

39．随机血糖

随机血糖是指一天内任何时间点抽取人体静脉血或者末梢血所测量得到的葡萄糖含量值。通常非指空腹亦不能确定餐后时间的血糖。当静脉随机血糖≥11.1 毫摩/升,并且具有"三多一少"(多饮、多食、多尿及消瘦)典型症状,即可诊断为糖尿病。是糖尿病筛查、诊断、血糖监测的常用指标,但存在较大的个体间差异和个体内差异。

（宝　轶）

40. 空腹血糖受损

空腹血糖受损,英文简称为 IFG,是英文 impaired fasting glucose 的缩写,指空腹血糖 6.1～7.0 毫摩/升,糖负荷后 2 小时血糖<7.8 毫摩/升。

（常薪霞）

41. 糖耐量减低

糖耐量减低,英文简称为 IGT,是英文 impaired glucose tolerance 的缩写,是糖代谢介于正常与糖尿病之间的中间状态。根据口服葡萄糖耐量试验结果对其做出诊断(WHO 1999 年诊断标准)：空腹血糖<7.0 毫摩/升,糖负荷后 2 小时血糖≥7.8 且<11.1 毫摩/升了。

（常薪霞）

42. 糖调节受损

糖调节受损,英文简称为 IGR,是英文 impaired glucose regulation 的缩写。离糖尿病仅一步之遥,适当干预可延迟或预防糖尿病的发生。IGR 是空腹血糖受损和糖耐量减低的统称,也称为糖尿病前期。

（仰礼真）

43. 高渗性昏迷

糖尿病高渗性昏迷又称糖尿病高血糖高渗透压状态(HHS),是糖尿病的严重急性并发症之一,死亡率可达 40％以上。该病症以严重高血糖(≥33.3 毫摩/升)、显著升高的血浆渗透压、严重脱水和意识障碍为主要临床特征,一般无明显酮症酸中毒。本病多见于老年 2 型糖尿病患者,部分患者在发病前无明确糖尿病病史。

（金　杰）

44. 糖化血红蛋白

　　糖化血红蛋白是血液中葡萄糖与血红蛋白缓慢结合的产物，一旦结合上就很难解离。由于人体血红蛋白寿命为 90～120 天，它能反映抽血前 2～3 个月的平均血糖水平，是评估糖尿病控制的"金标准"。其检测结果不受抽血时间、进餐情况等的影响。2010 年美国糖尿病学会已将糖化血红蛋白≥6.5％作为糖尿病诊断标准之一。

（陶晓明）

45. 糖化白蛋白

　　糖化白蛋白（glycated albumin, GA）是糖化血清蛋白的主要成分（白蛋白约占血清蛋白 70％），是血液中葡萄糖与白蛋白发生非酶促反应而形成的酮胺。由于白蛋白在体内半衰期为 17～21 天，故 GA 能反映测定前 2～3 周的平均血糖水平。由于白蛋白的半衰期比血红蛋白的半衰期短，因此 GA 对血糖变化的反应较糖化血红蛋白更敏感，是评估糖尿病患者近期血糖状况的较好指标。

（张玄娥）

46. 毛细血管血糖

　　通常用血糖仪所测手指尖等部位末梢全血的葡萄糖浓度，称为毛细血管血糖，包括红细胞和血浆。由于采血部位、血样类型、检测方法等因素的影响，毛细血管血糖值与静脉血浆或血清葡萄糖值存在一定差异，故毛细血管血糖只用于血糖的监测，不能用于糖尿病的诊断。

（陈培红）

47. 组织间液葡萄糖

　　组织间液为人体细胞外液中除血浆之外的体液部分，是绝大部分组织获取葡萄糖等营养物质，维持机体的水和电解质平衡的重要介质。血液中葡萄糖通过浓度差易化扩散进入组织间液和大多数细胞内，组织间液中的葡萄糖一方面可以再返回到血浆中,另一方面可以被周围组织和细胞所消耗。皮下组织间液中的葡萄糖浓度与血液中葡萄糖浓度间存在高度相关性,因此可以通过持续监测皮下组织间液中的葡萄糖浓度来判断血液中葡萄糖浓度及其变化。组织间液葡萄糖浓度较血浆葡萄糖浓度变化慢,存在延迟现象,通常滞后 4～10 分钟。

（王煜非）

48. 高胰岛素血症

高胰岛素血症是指由多种原因导致组织细胞对胰岛素反应性降低,即胰岛素抵抗,机体代偿性分泌过多胰岛素进而产生胰岛素水平升高,常见于胰岛素抵抗综合征、糖尿病前期或糖尿病患者;亦或者出现胰岛 β 细胞异常分泌胰岛素,常见于胰岛素瘤。

（李晓华）

微 血 管 病 变

49. 糖尿病微血管病变

　　糖尿病微血管病变是糖尿病特异病变，与血糖增高的程度和持续时间有直接关系，其主要病理特征是毛细血管基底弥漫膜增厚，功能上常伴血管通透性改变，从而造成血管功能异常，导致微循环的改变。再加上其他代谢异常所致的血黏度升高、血流淤滞、血细胞发生聚集，常造成糖尿病特异的并发症。微血管病变主要表现在视网膜、肾、心肌、神经组织及指（趾）端。临床上糖尿病微血管并发症常以糖尿病性视网膜病变、糖尿病性肾病和糖尿病性神经系统病变为多见。

（陆志强）

50. 糖尿病视网膜病变

　　糖尿病视网膜病变是一种具有特异性改变的眼底病变，是糖尿病微血管病变的严重并发症之一，成为当前全球失明的重要原因。临床上根据是否出现视网膜新生血管为标志，将没有视网膜新生血管形成的糖尿病性视网膜病变称为非增殖性糖尿病性视网膜病变，而将有视网膜新生血管形成的糖尿病性视网膜病变称为增殖性糖尿病性视网膜病变。非增殖期的糖尿病视网膜病变的眼底表现为：视网膜静脉扩张、微血管瘤、深层和浅层出血、硬性渗出、棉絮斑、视网膜水肿，长期的黄斑水肿形成黄斑囊样水肿，视力明显下降。增殖期糖尿病视网膜病变损害进一步加重，较大面积毛细血管闭塞缺血，则发生视网膜新生血管，进而新生血管由视网膜表面长入内界膜与玻璃体后界膜间，形成纤维血管膜。新生血管易破裂出血，大量玻璃体积血、机化，导致牵拉性视网膜脱离。缺血区的视网膜产生的血管生长因子，经玻璃体进入前房，致虹膜、房角新生血管形成，最终导致继发闭角型青光眼即新生血管性青光眼而失明。

（蔡危威）

51. 血管瘤

　　严格意义上的血管瘤是指以血管内皮细胞增殖为特征的胚胎良性肿瘤,而病变组织内血管内皮细胞无增殖特性改变则称血管畸形,包括毛细血管畸形和微静脉畸形。

(翟迎九)

52. 尿微量白蛋白

　　人体代谢正常情况下,尿中的白蛋白极少,具体到每升尿白蛋白不超过 20 毫克(＜20 毫克/升),24 小时不超过 30 毫克(30 毫克/24 小时),所以叫微量白蛋白。如果发现尿中的白蛋白在 20～200 毫克/升(30～300 毫克/24 小时)范围内,就属于微量白蛋白尿。尿微量白蛋白是糖尿病肾病、高血压肾病等的早期肾脏受损的表征。无论哪种疾病引起的尿微量白蛋白都是因起始原因不同造成的肾脏固有细胞的损伤,使肾脏固有细胞的结构发生改变,功能随结构的变化而在尿液中的体现。而当尿中白蛋白超过 200 毫克/升时,就应该引起注意了,此时证明肾病患者已有大量白蛋白漏出,可能肾病发展离不可逆期只有一步之遥。

(黄云鸿)

53. 蛋白尿

　　正常人的尿液中含微量蛋白质,来源于尿道脱屑和分泌的黏液,不超过 80 毫克/24 小时;另外,循环血液中的白蛋白,会经过肾小球滤过膜进入原尿中,经过肾小管重吸收,生理状态下尿液中仅有极微量的白蛋白排出(＜30 毫克/24 小时)。因此,正常人尿液中蛋白质少于 150 毫克/24 小时,常规检测无法测出。当超过这一范围,检验中蛋白定性试验为阳性,即称为蛋白尿,当＞300 毫克/24 小时时称为大量白蛋白尿。尿蛋白持续超过 150 毫克/24 小时,常为病理性,是肾脏疾病的可靠指标。

　　由于蛋白尿提示有肾脏疾病,蛋白尿会进一步加重肾脏功能的损伤,因此当发现有蛋白尿时,应当及时就医,查明病因,进行有效的干预。

(贺　铭)

54. 眼底荧光血管造影

眼底荧光血管造影是 20 世纪 60 年代兴起的眼科检查手段。利用荧光素钠作为造影剂快速注入肘静脉，当荧光素钠随血流进入眼底血管时，通过一组滤色片的眼底摄影机进行快速连续眼底摄影。根据荧光素进入眼底的速度以及消失时间是否延缓、视网膜血管有无荧光素漏出、眼底异常的荧光显影或者不显影等，对眼底病的诊断、鉴别诊断、治疗方法的选择、预后的判断都具有重要意义。

（张祥林）

55. 玻璃体切割术

玻璃体切割术是通过切除混浊的玻璃体或切除玻璃体视网膜牵拉，恢复透明的屈光间质和促进视网膜复位，治疗玻璃体视网膜疾病，以恢复患者视功能。

术后俯卧位 1～2 周，可遵医嘱改换体位，同时要定期检查眼压、眼底视网膜情况。由于俯卧位时眼皮处于最低位，手术导致的炎症性水肿表现在眼皮最明显，患眼肿胀较重，此时可用冷敷，一般在术后 3～5 天眼肿会逐渐消退。

（陶　枫）

名医支招 防治糖尿病

神 | 经 | 病 | 变

56. 周围神经

周围神经包括脑神经和脊神经,分布于头颈部、躯干和四肢,主要由神经纤维构成,起着联络中枢神经和各器官的传入与传出功能。

（张　烁）

57. 自主神经

自主神经指受中枢神经控制,调节内脏功能活动的神经。包括交感神经和副交感神经,其末梢分布至内脏、心血管和腺体,调节心跳、呼吸、消化、血压和新陈代谢等。

（李益明）

58. 痛觉检查

痛觉检查神经体格检查的一项内容,以大头针轻刺患者双侧足部皮肤,嘱患者有痛觉时告知检查者,任意一侧针刺痛觉减弱或消失,即为异常。

（汤　玮）

59. 温度觉检查

温度觉检查是神经体格检查的一项内容,常采用凉热感觉检查器(棒状,一头为金属,一头为橡胶),分别接触患者双侧足背皮肤,停留 1～2 秒,区别非金属端和金属端的温度,任意一侧温度觉异常,即为异常。

（汤　玮）

上海市医学会百年纪念科普丛书

60. 10 克尼龙丝检查

10 克尼龙丝检查是神经体格检查的一项内容。常采用一种能提供 10 克压力的单纤维尼龙丝检查，在足部指定区域让患者感知，如果该检查异常，预示将来发生糖尿病足溃疡和截肢风险显著增高。

（刘连勇）

61. 踝反射

踝反射是神经体格检查的一项内容。常建议被检者跪于椅子上，足悬空，检查者左手把持使足轻度背屈，叩击跟腱。正常反应为足跖屈。如果双侧同时出现减弱或消失，考虑存在糖尿病大纤维神经病变。

（刘连勇）

62. 定量感觉阈值检查

这是检查糖尿病神经病变的一种机器检查手段，用于检查人体体表各部位震动感觉的强弱。临床上主要用于糖尿病周围神经病变的早期诊断，尤其在糖尿病神经病变量化评估、糖尿病足溃疡风险评估等有独特优势。优点是：操作简单、方便，无创，检查时间短。主要机制是其把电流信号转换为振动信号。当患者感知到振动时对应一个电伏数，一般测定三次取均值。正常值小于 15 伏。

（张寅飞）

63. 肌电图

肌电肉检查糖尿病神经病变的一种有创的机器检查手段，通过电子学仪器记录肌肉静息、随意收缩及周围神经受刺激时的各种电特性，用于确定神经和肌肉损害的部位、性质和范围。

（张寅飞）

64. 直立性低血压

由于体位改变,如从平卧突然转为直立,或长时间站立血压突然下降,称直立性低血压。患者可有头晕、站立不稳和视力模糊等表现,甚至发生晕厥。目前诊断标准为体位改变 3 分钟内,收缩压下降 20 毫米汞柱或舒张压下降 10 毫米汞柱以上。

(雷　涛)

65. 尿潴留

尿潴留是指膀胱内充满尿液而不能排出。患者通常感觉下腹胀痛,小便不能自解。根据疾病的病程和特点,尿潴留分为急性和慢性两种。前者发病突然,尿意急迫而不能自行排尿,患者十分痛苦;后者起病缓慢,病程较长,下腹部可触及充满尿液的膀胱,由于疾病的长期存在和对疼痛的耐受,症状反而不明显。

(林寰东)

66. 残余尿

正常人在排尿后,膀胱内会留有少量尿液,一般在 50 毫升以下。但当排尿后膀胱内存尿量多于正常时,则提示存在膀胱排尿功能异常(糖尿病患者支配膀胱的神经存在功能障碍),会引起排尿能力逐渐下降或丧失,导致残余尿的出现。

(林寰东)

外|周|血|管|及|足|病|

67. 足坏疽

　　组织坏死后因继发腐败菌的感染和其他因素的影响而呈现黑色、暗绿色等特殊形态改变,称为坏疽。糖尿病患者的高血糖状态会导致患者的大血管和微血管病变,继而足部发生严重的缺血缺氧,另外由于神经营养障碍和缺血性神经炎使得患者肢体末梢的保护性感觉减弱从而极易引起物理性的损伤,一旦受损后,病理生理改变又使其不易修复,感染难以控制,最后发展成为足坏疽。

（叶　林）

68. 足溃疡

　　溃疡一般是由外伤、微生物感染、循环障碍和神经功能障碍等引起的局限性皮肤组织缺损。糖尿病患者足部感觉减退或缺失,在此基础上发生足畸形或足损伤,造成皮肤破溃形成足溃疡。

（叶　林）

69. 缺血性溃疡

　　缺血性溃疡多为糖尿病周围血管病变所致,多发生于足背外侧、足趾尖部或足跟部,局部感觉正常但皮肤温度稍低,可伴有疼痛,足背动脉或/和胫后动脉搏动明显减弱或不能触及。

（叶　林）

70. 神经性溃疡

　　神经性溃疡多为糖尿病周围神经病变所致,多发生于反复受压的部位,如跖骨头的足底面,胼胝的中央,常伴有感觉的缺失或异常,而局部血供是好的,故皮肤温暖，痛觉不明显，足部动脉搏动良好。

（叶 林）

71. 难治性溃疡

难治性溃疡是指糖尿病足溃疡久治不愈，主要原因有溃疡面的血供及营养供应较差，炎症反应较重，加速细胞本身的死亡；溃疡面新生组织的死亡较快；溃疡面不能产生足够多的成熟表皮细胞，因而使得溃疡面难以愈合。

（张 烁）

72. 血管重建

糖尿病足患者同时合并大血管病变，比如髂动脉、股动脉的动脉硬化性狭窄或闭塞时，通过一定的血管手术技巧包括传统动脉旁路移植术和血管腔内介入治疗等对狭窄或闭塞段的血管进行重建，从而达到改善其下游的血运、减少缺血症状、改善糖尿病足预后的目的，这就是血管重建。

（叶 林）

73. 足压力测定

受试者站在特殊的平板上，或在其上行走，经过处理后在电脑上显示出不同颜色的脚印，红色部分为主要受力区，蓝色为非受力区，以了解患者是否存在足部压力异常，从而为矫正足部异常提供依据，避免压力性溃疡的发生。这就是足压力测定。

（张 烁）

74. 糖尿病足筛查

糖尿病足筛查是发现高危足、预防糖尿病足的重要方法之一，高危足是糖尿病足的前期状态。较为简便且准确的筛查方法有足部的压力觉，温度觉，痛觉等检查；以及下肢动脉搏动检查和踝肱指数（ABI）检查；同时需进行足部畸形筛查。

（张 烁）

上海市医学会百年纪念科普丛书

www.ingramcontent.com/pod-product-compliance
Lightning Source LLC
LaVergne TN
LVHW051118180726
843512LV00012B/869